养好肾

精气足，体不虚

李爱科 ——— 主编
北京市隆福医院副主任医师

精华
升级版

YANG
HAO
SHEN

中国纺织出版社有限公司

图书在版编目（CIP）数据

养好肾：精气足，体不虚：精华升级版 / 李爱科
主编 . --北京：中国纺织出版社有限公司，2024.3（2025.1重印）
ISBN 978-7-5180-0076-0

Ⅰ.①养⋯　Ⅱ.①李⋯　Ⅲ.①补肾 – 基本知识　Ⅳ.
①R256.5

中国国家版本馆 CIP 数据核字（2024）第 003075 号

主　编　李爱科
编委会　李爱科　石艳芳　张　伟　石　沛　赵永利　王艳清
　　　　乔会根　苏　莹　杨　丹　余　梅　熊　珊

责任编辑：樊雅莉　　责任校对：寇晨晨　　责任印制：王艳丽

中国纺织出版社有限公司出版发行
地址：北京市朝阳区百子湾东里 A407 号楼　邮政编码：100124
销售电话：010—67004422　传真：010—87155801
http://www.c-textilep.com
中国纺织出版社天猫旗舰店
官方微博 http://weibo.com/2119887771
天津千鹤文化传播有限公司印刷　各地新华书店经销
2024 年 3 月第 1 版　2025 年 1 月第 2 次印刷
开本：710×1000　1/16　印张：12
字数：173 千字　定价：49.80 元

序

　　健康是人生的第一财富，是社会发展的基础条件。2016 年国家颁布《"健康中国 2030"规划纲要》，认为实现国民健康长寿，是国家富强、民族振兴的重要标志，也是全国各族人民的共同愿望。"共建共享、全民健康"，是建设健康中国的战略主题。

　　自古以来，健康长寿是每一个人的愿望，尤其在科学技术飞速发展、物质生活水平日益提高、精神文明生活不断丰富的今天，健康长寿更是人们的理想与追求。怎样才能有备无患？除了运动、心理调节等方式，更重要的还是饮食，正如古人所说的："养生之道，莫先于食。"合理的饮食，可以使人身体强壮，益寿延年；而饮食不当，则是导致疾病和早衰的重要原因之一。清代名医王孟英"颐气无玄妙，节其饮食而已"的说法更揭示了养生长寿的奥妙在于调整饮食。历代养生家强调，人们的生活规律必须顺应四季的变化，四季养生的关键在于顺应阴阳变化。人的五脏和四季变化是完全相通的，春气通于肝，夏气通于心，秋气通于肺，冬气通于肾。

　　春为四时之首，万象更新之始，因此，春季养生必须掌握春令之气生发舒畅的特点，注意保卫体内的阳气，使之不断充沛，逐渐旺盛起来。

　　夏季是一年之中阳气最盛的季节，是新陈代谢旺盛的时期，要注意保护体内的阳气，防暑不可等闲视之。

　　秋天由于阳气渐收，而阴气逐渐生长起来，所以一定要把保养体内的阴气作为养生的首要任务。

冬季养生的基本原则是顺应体内阳气的潜藏，以敛阴护阳为根本。由于阳气的闭藏，人体新陈代谢水平相应较低，因而要依靠生命的原动力——肾来发挥作用，以保证生命活动适应自然界变化。

中医学认为，人体能量和热量的总来源在于肾，就是人们常说的"火力"。"火力"旺，反映肾脏功能强，生命力也强，反之则生命力弱。冬季时节，肾脏功能正常，则可调节机体适应严冬的变化，否则，将会使新陈代谢失调而发病。人身阳气的盛衰，往往标志着人体生理功能活跃的程度。那么，具体到饮食问题上应该如何来做呢？

授人以鱼，不如授人以渔。

由北京中医药学会儿科专业委员会副秘书长、京城小儿王刘弼臣教授的学术继承人李爱科主任撰写的《养好肾：精气足，体不虚》一书，从中医养肾的角度阐述肾对人体的重要作用、通过调养脏腑功能养肾、怎样吃才养肾等基本常识，健康您的肾。本书内容丰富，实用方法多，通俗易懂，是日常养生保健不可缺少的指导用书。

北京中医药学会副秘书长

国医大师金世元学术继承人

王春生

2023 年 10 月 6 日

目录

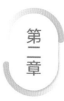

第二章　补肾益脑法，六十岁的人二十岁的脑

第三章　千年强肾绝学，让骨骼更硬朗

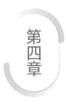

第四章 养好肾，发不白、耳不聋、人精神

第五章　16 种特效食材，厨房自有补肾"良药"

第六章　男女养肾秘招，恢复身体活力

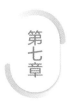

第七章 强壮肾经，唤醒本能的自愈力

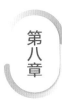

第八章 药用好了护肾救命，用错了伤肾致病

第九章 养病必养肾：
百病渐消，清福自来

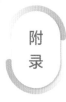

附录

绪论

肾有多强，命就有多多长

肾是"生命之根""健康之源"

中医肾的主要功能

中医对"肾脏"的定义比西医的"肾脏"要广得多，可以说完全不是同一个概念。在中医理论里，"肾"是个功能单位，并不单纯指西医实实在在的器官肾脏，它的功能范围涉及西医学里的内分泌系统、生殖系统、泌尿系统、运动骨骼系统、呼吸系统、神经系统、免疫系统等多个系统。

❯ 肾藏精，主生长、发育与生殖

肾藏精。《黄帝内经》中说："肾者主蛰，封藏之本，精之处也。"即肾是精所存在的地方，精在这里并不单指精子，还包括精气。

精分为先天之精和后天之精。先天之精是从父母那里遗传来的，它有促进生长和繁殖后代的能力；后天之精来源于水谷精微，是靠脾胃化生的营养物质所得，具有滋养濡润脏腑的作用。先天之精和后天之精相互依存。

肾中所藏精气是人体生命活动的原始动力，它分为肾阴、肾阳两个方面。肾阴与肾阳，又称元阴与元阳、真阴与真阳，是五脏阴阳的根本。肾阴、肾阳相互依存、相互制约，共同维系着肾及全身阴阳的协调平衡。

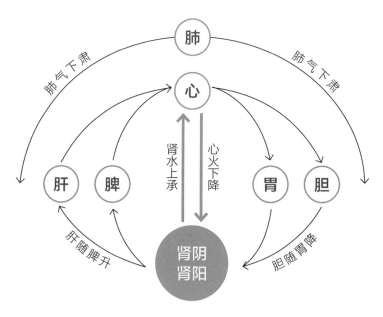

肾主水

肾主水，是指肾具有主持和调节人体水液代谢的功能。人体的水液代谢包括两方面：一是将具有濡养、滋润脏腑组织作用的津液输布全身；二是将各脏腑组织代谢后的浊液排出体外。而水液代谢过程的实现，主要依赖肾阳的"气化"功能。

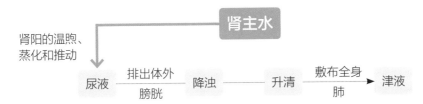

肾主纳气

肾主纳气，是指肾具有摄纳肺吸入的清气，防止呼吸表浅，以保证体内外气体正常交换的功能。

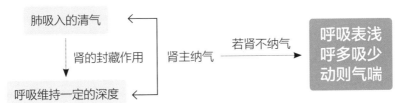

肾脏内部结构图

中医的肾脏范围要大得多，远远超出西医肾脏的功能范围。中医所说的肾亏不一定是肾脏出问题，有时可能是内分泌系统有毛病，有时可能是生殖系统有问题，有时也可能是身体的退行性改变。所以，一听到"肾虚"就跑到泌尿科求医是不科学的。

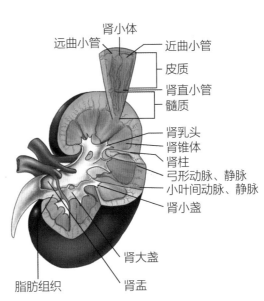

西医肾的三大功能

西医里的肾脏是一部功能强大的超自动化"机器"，每天无时无刻不在进行着净化血液、形成尿液、排泄废物的工作。肾脏主要有以下三方面的功能。

净化血液

相当于"净水机"，肾脏1天大概要过滤血浆200升，相当于人体血浆量的6倍。

过滤功能

相当于"筛子"的功能，肾脏可以利用筛孔大小的过滤结构，把有用的东西留在血液中，代谢的废物排到尿液中。

生产激素

相当于"生命工厂"，肾脏能够生产很多与内分泌、代谢有关的激素，与调节血压、生成红细胞、骨骼代谢等有关。

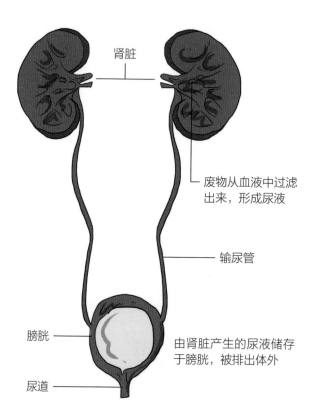

肾脏

废物从血液中过滤出来，形成尿液

输尿管

膀胱

由肾脏产生的尿液储存于膀胱，被排出体外

尿道

肾脏剖面图

人体的泌尿系统由两个肾脏和一个膀胱组成，它还包括两条长长的输尿管以及尿道。输尿管将肾脏产生的尿液输送到膀胱，尿液再经尿道排出体外。肾脏的功能是过滤血液并产生尿液。尿液沿着输尿管下行并贮存于膀胱。当膀胱收集的尿液达一定量时产生排尿反射，通过尿道排出体外。

肾是人体的"劳动模范"

人们把在社会主义建设事业中成绩卓著的劳动者称为劳动模范，你是否知道，在我们的体内也有这样的劳模，它就是肾。肾脏和心脏一样，从一出生起，每时每刻都在工作，并且它身兼数职，非常敬业，堪称人体内的"劳模"。

❯ 肾在忙些什么

中医认为，人的生长、人的发育、人的精力、人的性欲、人的生育、人的排泄、人的呼吸、人的骨骼、人的智力、人的头发、人的听力、人的牙齿……这些生理功能正常运行或良好运行，全都需要肾参与其中，如果肾出问题了，人体的生理功能也会出问题。

由此可见，中医的肾功能非常强大，管的事特多，任务非常繁重。所以《黄帝内经》里给肾封了个官，叫"作强之官"，相当于修房子的水电工。故而肾相当于传说里的水神——"共工"，即大家共同的工人。

西医认为，肾脏是人体的过滤系统，每天处理约200升血液。人体新陈代谢会产生很多废物，肾脏就以尿液的形式排出废物和多余的液体，承担人体内最脏、最累的排污工作，可以说是人体内工作最勤奋的"劳动模范"。

❯ 肾脏的负担越来越重

肾脏就像一台机器，夜以继日地工作，是很容易损坏的。现如今，人们摄入的高脂肪、高蛋白食物越来越多，肾脏的负担也就越来越重。另外，肾脏的职责重要、工作量大，也易受到污染和饮食、药物等各种有害因素的损伤，所以肾脏需要更多的关爱和呵护。

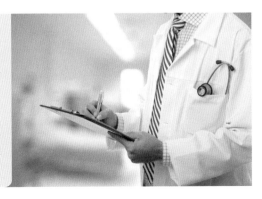

小贴士

护肾应做好体检

1. 肾脏检查最好每半年做一次，包括尿液和血肌酐、尿素氮检查。
2. 女性怀孕时肾脏负担会加重，应该监测肾功能，以免因妊娠毒血症而变成尿毒症。

肾是身体器官的"老大哥"

肾不好，五脏六腑都生病

中医认为，肾为五脏六腑之根，人体气血阴阳皆系于此。肾是藏精之脏，不仅藏先天之本，还藏五脏六腑水谷化生之精气，即后天之精，能滋养脏腑和人体全部组织，是维持生命活动的基本物质。肾气足，则五脏六腑功能协调，气血充足，面容光泽红润，精力充沛，抵抗力强，不容易生病；肾气亏损，则五脏六腑、气血阴阳都会受到影响，致使百病丛生。

肾为脏腑阴阳之根本，根本不固，其他脏腑也容易受损。例如，高血压是人们最熟悉的心血管疾病之一，其病因有很多。有一个实验很有趣：给有遗传性高血压的大鼠和正常血压的大鼠互换肾脏后，结果是前者的血压正常了，而后者的血压却上去了。此实验说明，在高血压的发生与持续中，肾脏是脱不了干系的。

中医认为，肾发病以先天不足、后天失养为主要原因。又因为五脏之中，肾为先天之本，肾精不足，则五脏失养而柔弱。因此说，肾不好的话五脏六腑都容易出问题。

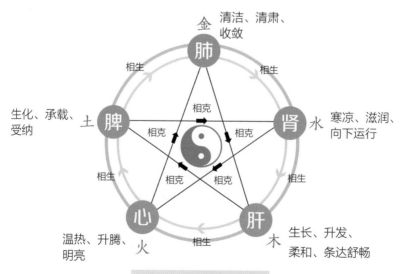

五脏与五行相生相克图

正是因为肾如此重要，所以肾出现问题，身体其他部位也会出现问题。肾虚会累及心、肝、脾、肺等各脏，从而出现心烦、失眠、头晕、眼花、消化不良、咳嗽等症状。肾病早期多有疲劳、乏力，眼睑浮肿、颜面苍白，尿中有大量泡沫、排尿疼痛或困难。接下来会出现食欲减退、恶心呕吐、腰痛、夜尿频繁、全身水肿、血压升高、呼气带尿味、骨痛、皮肤瘙痒、肌肉震颤、手脚麻木、反应迟钝等。如果病情严重，上述各种症状继续加重，同时会导致心、肝、肺等多脏器功能衰竭。

肝肾同源：养肾不忘养肝

养肾不要忘了养肝。因为肾藏精，肝藏血，肝肾同源，精血同源。人到中年，身体往往发福，体力、精力与性功能逐渐衰退，一些人首先想到的往往是补肾。然而，若仅仅补肾，常不会收到好的疗效。

❯ 肾与肝的关系

肾属水，肝属木，水能生木，肾与肝存在母子关系，即肾水生肝木，古人又称"水能涵木"。肾水充足，木得滋荣，则其功能正常；肾水不足，不能涵木时，则肝阳偏亢，引起疾病。

肝肾之间的关系极为密切，有"肝肾同源""精血同源"之说。肝藏血，肾藏精，精能生血，血能化精。肝血需要肾精的资助，肾精足则肝血旺，肾精也需要肝血的滋养，肝血旺则肾精充。正是由于精血之间可以互生互化，所以，肾精与肝血，荣则同荣，衰则同衰，故临床上多见肝肾两虚、精血两亏之证。

❯ 养肾与养肝要同时

如果只养肝阳而不补肾阴，你养出来的肝气，有可能是肝阳上亢之气，你进补的结果是口干、舌燥、眼睛干涩模糊，还会出现脾气暴躁、头痛、头晕等症，也就是俗称的"上火"。因此养肾与养肝要同时进行。

如果出现了肝阴虚，就应该以养阴为主，这样的患者可以用养肝阴的药来调理，最有名的药有枸杞子、女贞子、石斛、生地黄等；如果有热的话，可以加一些清热的药，例如黄连、牡丹皮、黄芩、赤芍或者地骨皮；如果患者有一些肝阳上亢的表现，例如头痛、眩晕等症状，可以用一些天麻、菊花、夏枯草等，这些药物都可以清上亢的肝阳，还有的人喜欢用一些龟甲，这个是补阴药，能够平肝降阳。

心肾相交：肾不好则心不安

心属火，位居于上，属阳；肾属水，位居于下，属阴。中医认为，"孤阴不长，独阳不生"，必须阴阳相济才能保证身体的健康。人们的一切动静，如呼吸、睡眠等，无不是在调动人体的水火阴阳。所以，必须让心火下降于肾，就好像天上的太阳照耀江海。这样，肾水得到心火的蒸化，就能够化生为气，上达心肺，滋润身体，形成水火交济的局面。当身体处于一种平衡协调的状态中时，正气就会充足，疾病难以靠近，人得安康。

❭ 肾与心的关系

心在上属火，肾在下属水，根据阴阳、水火升降理论，位于下者以上升为顺，位于上者以下降为和，所以心火必须下降于肾，使肾水不寒；而肾水必须上济于心，使心火不亢，这样心肾之间的生理功能才能协调，称为"心肾相交"或"水火相济"。

反之，如果心火不能下降于肾，肾水不能上济于心，就会出现以失眠为主症的心悸、怔忡、心烦、腰膝酸软等"心肾不交"或"水火失济"的临床表现。

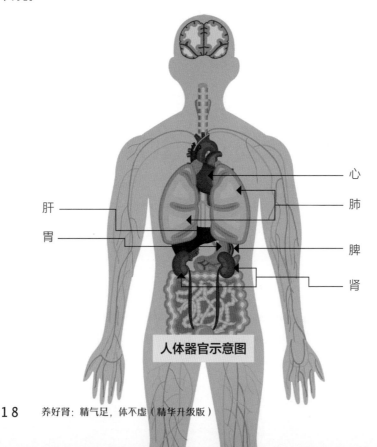

肝

胃

心

肺

脾

肾

人体器官示意图

从经络关系上来看，心属手少阴，肾属足少阴，二者贯穿联系，"同气相通"，所以肾气亏了，心气也就变得不足了。

两招最好的心肾相交养生法

手心搓脚心

脚底有一个肾经的穴位叫涌泉穴，而手上有心包经上的劳宫穴（将手轻轻半握拳的时候，中指指尖所指的手掌部位就是劳宫穴）。睡前坐在床上，左、右手交叉，用手心劳宫穴对准脚心涌泉穴进行按摩，或者用手心拍打脚心，用掌心搓脚心。这样做有利于心肾相交，可以镇静安神，有助于改善睡眠，对有高血压的患者非常有好处。

鸣天鼓

中医认为"肾开窍于耳"，所以鸣天鼓也是一种心肾相交的养生法。具体操作方法为：两手抱后脑，双手掌心紧按两耳孔，大拇指放于后颈部，其余四指放于后脑部；然后食指从中指上滑下叩击后脑部，此时耳中即有鸣鼓之音，每次做 24～36 下。每天睡前做，对调理失眠有帮助。

脾肾相助：先天不足后天补

脾为后天之本，肾为先天之本，脾与肾的关系是后天与先天的关系。后天与先天是相互资助、相互促进的。形象地说，肾为一辆汽车的电瓶，脾为一辆汽车的发电机，电瓶用原始的电力发动汽车的发动机，发动机带动了汽车的发电机，发电机源源不断地向电瓶充电，电瓶的电就足。

肾与脾的关系

肾与脾的关系主要表现为先天、后天相互资生，相互促进。脾为"后天之本"，气血生化之源；肾为"先天之本"，是各脏腑功能活动的原动力。脾的运化离不开肾气的鼓动，肾气又需要脾化生的气血来提供营养。

临床上脾虚可以导致肾虚，肾虚也可以导致脾虚，最终形成脾肾两虚。因此，对脾肾两虚证的调理大法，有"补肾不若补脾"和"补脾不若补肾"的学术之争。

先天生后天，后天养先天

肾为先天之本，脾为后天之本。必须指出，根据中医"先天生后天，后天养先天"的理论，在补肾的同时也要注意健脾。对脾虚者应以补脾为先，因为脾虚也影响免疫功能，一些补气健脾药如党参、白术、茯苓等，也能增强 T 细胞的功能。

❯ 别让"后天之本"累坏了

在五脏六腑这个大家庭中，脾好比是一个"贤内助"，每天在为其他脏腑运送食物精华，任务十分繁重，应该随时给它喘息、休整的机会。中医认为，善养生者，首当饮食有节，慎调五味，兼以适寒暑、节劳役以养脾。这就告诫人们，过饥过饱、食无定时，过多的肥甘厚味、偏食冷饮，整日思虑过度、废寝忘食，都会伤脾，使脾脏的能力变弱。

肺肾相生：人活一口气的奥秘

呼吸，一个再简单不过的动作，简单到一般人根本不会去刻意感受它。可是，一旦人们被呼吸系统疾病所困扰，就会真切地体会到能够自由、畅快地呼吸也是一种福气。气是人的本源，人的生命赖气以生，气存则生，气失则亡。所以，"善养生者，必先知养气"。

❯ 肺主呼吸，肾主纳气

中医认为，"肺主呼气，肾主纳气""肺为气之主，肾为气之根"。这意思很好理解，如果说肺是一根管子，是空气进来的地方，那么肾就是管子下面的容器，是容纳空气的地方。

肺吸入的清气通过肺的肃降下纳于肾，肺、肾二脏协调维持人体气机的升降正常。从中医角度来讲，呼吸道疾病的发病原因主要为肺、肾两虚。肺虚日久，肾气也虚，出现气短喘促、腰酸乏力、动则加重的肾不纳气证。所以，对于呼吸系统疾病的调理，根本措施得从补肾入手。

❯ 人身有三气

中医认为，人身上的气有三种：第一种是"元气"，就是受之于父母、先天的气，这是与生俱来的，可以说是人体生命活动的原始动力，元气发源于肾；第二种是"水谷之气"，简单地说，就是人们通过吃饭、喝水得到的气（即通过脾胃运化饮食得到的气）；第三种是肺脏吸入的"清气"，即是我们通常说的空气。"气者，人之根本也。"人体的健康与这三种气密切相关，任何一种气出了问题，生命都会失去动力。

第一章

人有多年轻，由肾来决定

肾不虚人不老

肾虚≠肾病

中医的肾虚与西医的肾病完全不是一个概念，中医所说的"肾虚"可能是肾脏出了问题，也可能是内分泌出了问题，或者是生殖系统出了问题。肾虚并不等于肾病，更不等于 ED（勃起功能障碍）。

肾病≠肾虚

肾病现在很常见，但得了肾病不代表你肾虚了。肾病单指肾这个器官不健康，例如得了肾炎、肾结石、肾结核、肾肿瘤等疾病，在西医中统称为"肾病"，症状包括血尿、蛋白尿、多尿、少尿等。

而中医所说的"肾虚"，实质上是人体的泌尿、生殖、内分泌、免疫、神经、血管、骨骼等诸多系统功能中的部分功能协调失常，导致人体出现这样或那样的不适，并不像西医肾脏功能丧失那样可怕。

看来，肾病≠肾虚，但两者又可以在人体内并存。得了西医里的"肾病"可能是中医所说的"肾虚"，也可能不是，需要中医师做判断。例如，慢性肾炎患者病久了，多少会有不同程度的肾虚表现，而肾结石多为湿热证，与肾虚可能没关系。

如何能早期发现肾病

定期健康体检，包括尿常规、血常规、便常规、肾功能、泌尿系统超声检查。

晨起双眼睑水肿、双下肢水肿、尿中泡沫增多（尤其是长时间不消退者）、夜尿增多，常提示慢性肾病可能。不少慢性肾病以血压升高为首发表现。新诊断的高血压患者，肾脏的评价应作为常规。

有肾病家族史、慢性扁桃体炎、肥胖、高血压、糖尿病等均是罹患慢性肾病的高危因素。此类患者除需定期进行尿常规及肾功能检查外，尿微量白蛋白、尿白蛋白/肌酐比值等更敏感、更精确的指标也应考虑在列。

高血压、糖尿病超过 5 年肾脏受损风险大大增加，需增加检查的频度。

肾虚加速衰老

肾虚几乎是每个人必经的阶段，是人衰老过程中一个必然现象。对于中老年人来说，走向衰老是不可避免的，但延缓衰老却是可行的，从而达到老而不衰。

肾气衰退会推迟吗

有人或许会发出疑问，现代人生活条件好，肾气衰退的时间会不会比古人推迟呢？其实并没有，现代人如果说外表比古人显得年轻，更多是在服饰和美容方面，内在的衰老速度没有太大区别。相反，现代人一些不健康的生活方式在加速肾气的损耗，如长期熬夜、用脑过度、暴饮暴食、纵欲无度等。有的男性滥用壮阳药，有的女性涂抹含激素的化妆品，这些对身体都有损害，甚至增加患癌的风险。

保肾固本，延缓衰老

要想推迟衰老，必须保肾固本。首先要防止过度劳累、用脑过度；其次要节欲，古人说"年四十者，十六日一泄"，就是说 40 岁以后性生活要 2 周 1 次，不可过频，以免损伤肾精；最后，要积极治疗慢性病，高血压、糖尿病多为肝肾阴虚，会加速肾气的损耗，因此必须注意。

喝粥可以补虚

中医基础理论研究发现，不管是肾气虚、心气虚还是肺气虚，基本上都可以通过补脾来解决。补脾就是补气，补气的同时还可以延缓衰老，并能预防很多疾病。该如何补气，首先推荐食补，可以经常喝煮得很烂的粥，例如白粥、小米粥、肉粥、菜粥都可以。用慢火把粥熬烂了，配上一点小菜吃，对身体很好。很多人大病过后，中医就让他们用粥调养元气。难怪俗语说"两粥一饭，长寿不难"。

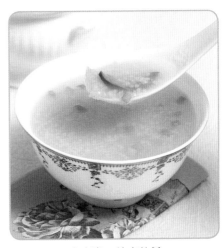

小米粥，补虚佳肴

肾虚的四种类型

肾阳虚	原因	天生阳虚、久病阳虚、衰老阳虚、化疗阳虚等
	症状	1. 畏寒怕冷："阳虚则生寒"，虽然外面不很冷，但仍觉得手脚冰凉，依旧穿得很多，感到腰膝酸软，在夏季一吹空调就感到冷 2. 精气不足：与同龄人相比，显得比别人苍老年迈。懒言少语，对什么事情都没兴趣，甚至对房事也了无兴趣 3. 疲乏无力：每天起床后浑身乏力，尤其在同房后，精神不振，整天喊累，记忆力明显下降 4. 夜尿频繁：起夜次数增多，很影响睡眠 5. 体质虚弱：大病虽不犯，小病却不断，稍受寒受凉，就容易出现咳嗽、感冒、腹泻等病症
肾阴虚	原因	久病耗损、先天禀赋不足、房事过度、过服温燥劫阴之品、伤精失血等
	症状	盗汗、耳鸣、头晕、健忘、失眠、多梦、腰膝酸痛、足跟痛、脱发、牙齿松动、两颊潮红、手足心烦热、口干舌红等
肾气虚	原因	衰老、过度透支身体（如工作压力大、饮食无度）、疾病（如糖尿病、结核等消耗性疾病）、产后调理不当等
	症状	容易疲倦、气短、腰膝酸软、小便频多（夜尿多）、舌苔淡白。男性出现滑精或早泄，女性出现白带清稀、胎动易滑
肾精虚	原因	老年体衰，先天禀赋不足，久病耗损，后天失养等
	症状	小儿发育迟缓，身材矮小，智力和动作发育迟钝，囟门迟闭，骨骼萎软，男性精少不育、性功能减退，女子经闭不孕，早衰，发脱齿摇，耳鸣耳聋，健忘恍惚，动作迟缓，足痿无力，精神呆钝等

补肾重在平衡阴阳

中医学强调气血调和、阴阳调和，更强调身体的调补。不过，要补肾，得先判断自己是不是肾虚。如果肾本来很健康，却盲目滥补，只会将体内的阴阳平衡打破。这就相当于在一件新衣服上打一个补丁，好衣服也变成破衣服了。

▶ 平衡阴阳才是补肾的要义

中医认为，肾主藏精，肾阴、肾阳皆源于肾精，肾精充足，阴阳平衡则健康无病。所以，历代医家养生必重补肾，尤其重视补肾填精、平衡阴阳。东汉医圣张仲景创制肾阴肾阳双补的肾气丸；宋代著名儿科专家钱乙减去肾气丸中的补肾阳成分，发展成为专补肾阴的六味地黄丸；明代杰出的医学家张景岳指出，补肾当以补肾精为主，平衡肾之阴阳。

▶ 滥用补肾壮阳药不可取

反观今日补肾养生往往被曲解，有的人滥用补肾壮阳药求速效，岂知纯用壮阳药易伤肾阴，造成口舌生疮、口鼻出血，高血压患者还易诱发脑血管意外；还有的人为了养生，经常服用补肾阴药，肾阴补过了就会损伤肾阳，使肾阴、肾阳失去平衡，出现怕冷、阳痿等病变。

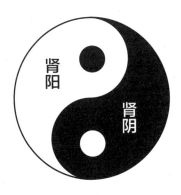

黄帝曰："一阴一阳之谓道，偏阴偏阳之谓疾。"意思是说，阴阳的对立统一是自然界的普遍规律，在一般情况下，阴阳是平衡的，人体也必须维持平衡，才能保证健康。如果出现阴阳偏盛偏衰，就会生病。

现代医学认为，所谓的"壮阳补药"大多含刺激神经性药物成分，这些药物或许对某些人来说，可以收到立竿见影的效果。但药毒沉积在体内，不仅有损人体健康，甚至还会带来难以弥补的不良反应。

因此，补肾要有明确的针对性，要从调整人体阴阳平衡去考虑，不要人为地破坏机体的阴阳平衡，应阴阳双补、五脏同补。

补肾活血，有效抗衰老

一些老年病，常有头晕健忘、腰酸耳鸣、齿摇发脱、耳目不聪、性欲减退、疲乏易倦、夜尿增多、脉细无力等肾虚症状，同时伴有皮肤粗糙、色素斑沉着、舌质紫黯或有瘀点、脉涩或结代等血瘀证表现，因而老年病的发生与肾虚、血瘀有关。所以，应用补肾活血法调理冠心病、中风、糖尿病、前列腺增生、更年期综合征、老年痴呆、骨质增生等中老年疾病，能取得较好效果。

补肾固元抗衰老

中医认为，肾虚是促进衰老的首要因素，补肾固元是抗衰延年的首要方法。根据现代药理，枸杞子、肉苁蓉、巴戟天、山茱萸、怀山药、菟丝子、鹿茸、黄精等补肾药能增强机体的生理功能，提高免疫功能，增强抗老能力，减退衰老进程。建议大家可以用枸杞子泡水喝，方法简单，却可以祛病延寿。

肾虚会引起瘀血

清代医书《医林改错》上说："元气既虚，必不能达于血管，血管无气必停留而为瘀。"即肾阳虚则不能温煦血脉，肾阴虚则脉道滞涩，故可导致血瘀。足见，瘀血与肾虚密切相关。

肾虚和瘀血的发生率与增龄呈显著正相关。血液流变学研究揭示，老年人的红细胞电泳和红细胞沉降率加快，血细胞聚集、红细胞变形能力下降，全血及血浆黏度明显增高，这些都可导致"脉不通，血不流"的瘀血病理改变。

活血祛瘀是抗衰老的关键

当血流不畅时，可通过运动、按摩等方法来疏通。中医还常用当归、三七、丹参、赤芍、川芎、益母草、桃仁、红花、西红花等药物通调血脉，促进血运，改善微循环，降低血黏度，防止血栓形成，从而延缓衰老进程。西药也有抗凝解凝的药物，临床常用的主要是阿司匹林。

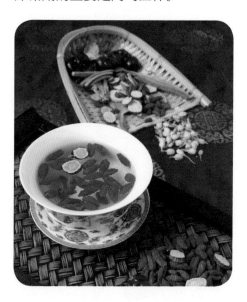

警惕！来自肾脏的求救信号

频繁起夜，肾阳亏了

中医认为，夜尿频多与肾功能的衰弱有着很深的联系，所以通过补肾可以起到一定的改善作用。

中医认为，"肾主水，司开阖"，尿液的生成、排泄都是由肾来完成的。尿液的生成有赖于肾对水的蒸腾气化和重吸收作用。肾对水分的重吸收过程就像蒸馏器，只有给蒸馏器加热，水才能被汽化输送到各个组织器官，给蒸馏器加热的热源就是肾阳和肾中的精气。倘若肾阳不足、肾精亏损，水液不能被蒸腾气化和重吸收，只能长时间滞留，就会导致尿液增多。

人上了年纪后，肾脏就开始走向衰老，肾功能开始减退。知道了中老年人频繁起夜是肾阳虚亏，肾虚引起的夜尿频多，补肾可以起到调理作用。我们还可以做好事先的预防，避免尿频。

口中咸味起，多半是肾虚

在医院肾病科经常听到这样的问题："我为什么总觉得口里有咸味儿？"

如果你口里面感觉的味道是以咸为主的，提示可能有肾虚。

为什么肾虚的人口会咸呢？因为中医认为，酸入肝经，苦入心经，甘入脾经，辛入肺经，咸入肾经，五味跟体内的脏腑是相对应的。例如，你去看中医时，很多医生会问你是否有"异常口味"。

如口咸者多属肾虚，因咸味入肾，肾病可使口中咸；口甘多为脾胃湿热，因甘味入脾，湿热蕴结脾胃，浊气上泛，故感口甘；口中泛酸多为肝胃蕴热，因酸味入肝，肝热之气上蒸于口则口中泛酸；口苦多心火，因苦味入心，心属火，火邪炎上则口中苦。因此，大家以后就要注意了，若是发觉口中总伴有咸味儿，可能是肾虚的征兆，要去找医生解决。

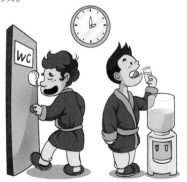

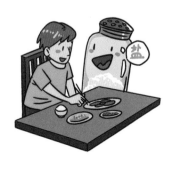

便秘也和肾虚有关系

肾开窍于二阴，主司二便。大肠的传导功能依赖于肾阳的温煦、气化及肾阴的滋润、濡养，魄门的开启还有赖于肾气的固摄作用。如果肾阳亏虚，或肾气不足，固摄无力，就会出现腹泻便溏；如果肾阴亏虚、肠道失润，或肾阳不足、推动无力，就会造成大便秘结。老年人便秘不少情况都是肾阴虚导致的津液减少，所以大便秘结单吃润肠药是不行的。因为肾虚了气力不足，用不上力量，大便自然就排不出来，这时候补肾阴比较好，例如，用一些枸杞子、熟地黄等都可以，而且很快就可以解决问题。如果便秘患者还伴有形体消瘦、眩晕耳鸣、腰膝酸软、心悸怔忡等症状，可选用六味地黄丸调理。

唾液异常，警惕肾脏疾病

唾液中医上称"津液"，俗称口水，又被称作"舌边水"。中医认为"脾为涎（口水），肾为唾"，即唾液为脾肾所化。

老人口水多，大多是因为脾肾器官老化导致津液不能正常运转而导致的。还有老人戴假牙时，出现口腔炎、咽炎、舌炎、齿龈炎等疾病时，中风及其他脑血管疾病之后，也会导致口水过多的现象。

脾肾虚弱的老人，可以多吃一些补中益气的食物，例如山药、红小豆、薏米、红枣、板栗等，或者用板栗和红枣来煮粥，板栗是肾之果，能补肾健脾，红枣能补益脾胃，二者搭配用来调理口水过多，效果非常不错。

小贴士

口中唾液少也容易生病

1. 中医有句老话，叫作"留得一分津液，便有一分生机"。中医把人体分泌的唾液叫作"津"，津液的增多与减少，能直接影响体内的阴阳平衡，疾病也会由此而生。如发高烧的患者出汗过多，以及胃肠疾病患者大吐大泻太多，都会因损伤津液而导致气血亏损。

2. 那么对正常人的保健而言，如何才能做到"保津养生"呢？首先要多喝水，可以根据体质适当泡些有生津作用的中药饮片，如山楂、五味子、麦冬等；其次，要多咽口水。

3. 生活中不宜长时间嗑瓜子，因为久嗑会伤津液。尽可能地剥壳取肉，入口细嚼后连唾液一起咽下。嗑瓜子时，最好泡上一杯绿茶，边嗑瓜子边呷一两口茶，既能生津滋液，又有利于瓜子中蛋白质的吸收。

牙齿有问题，可能肾已虚

中医认为，"肾主齿""肾虚则齿豁，肾固则齿坚"，牙齿松动与肾气虚衰以及气血不足有关。正常人的牙齿洁白润泽且坚固，是肾气旺盛、津液充足的表现；肾虚则骨失所养，牙齿就会不坚固，出现松动的问题。肾阴虚和肾气虚都会导致牙齿松动。年老时，人的肾精衰弱，牙齿就会早早脱落。所以，中医认为养肾精是护齿所必需的。

如成人牙齿稀疏、齿根外露或伴有牙龈淡白出血、齿黄枯落、龈肉萎缩等问题，多为肾气亏乏，同时要警惕有无肾脏方面的疾病。

经常感冒，肾在警告

国际肾脏病学会曾对东南亚地区肾病情况做过统计，发现15%~20%的肾炎是反复感冒引发的！

那么感冒是如何引起肾炎的呢？肾炎是一种免疫性疾病，感冒本身并不会导致肾炎，而是机体对感冒的反应导致了肾炎。感冒时，病毒侵入人体，人体内的防御体系（免疫系统）产生抗体，当抗体与抗原结合后形成免疫复合物。这种情况下虽可以消灭外来抗原（细菌或病毒），但形成的免疫复合物也会随着血液循环运行到肾脏，沉积到肾组织，导致炎症细胞浸润，诱发炎症性反应，从而引起肾炎。

中医望牙辨疾病

牙龈红肿，或因胃炎

中医认为，牙龈与胃肠相关。如出现单纯的牙龈红肿，多是胃火上炎所致，也可能与胃炎有关；如果红肿的同时，还伴有牙齿松动、强烈口臭等症状，多为牙周病。

牙龈出血

牙龈容易出血的情形不仅会发生在牙龈炎或牙周病患者身上，肠胃不好的人也有这种倾向，应少吃辛辣等刺激性食物。牙缝变宽伴随牙龈出血，则在糖尿病、甲亢等疾病中常见。

牙齿松动，是骨质疏松的标志之一

牙齿松动脱落的主要原因是牙槽骨不坚固，而牙槽骨不坚固多由骨质疏松导致。这种情况可以提早预防，如服用钙片，进行有规律的体育锻炼，并经常叩齿。另外，牙齿松动脱落和牙齿不洁可能意味着潜在的心血管疾病风险。有调查显示，掉牙多的老年人中风的风险很高。因此，多做咀嚼，可帮助预防心脑血管疾病。而反过来说，心脏本就不太好的人，更要养成饭后漱口的习惯。

喷嚏不断，肾气作乱

打喷嚏是一种常见的生理现象，很多人都有过打喷嚏的经历。中医认为，肾气虚也能引起打喷嚏。身体里的卫气，是抵御外邪的主要力量，它根源于人体的下焦肾，滋养于中焦脾，宣发于上焦肺。如果人体的肾气虚弱，卫气的来源就会不足，到达卫气的宣发通道——肺的卫气就少，肺就不能正常宣发卫气，于是出现打喷嚏的现象。

肾气虚引起的打喷嚏，往往是喷嚏频频，经久不止，同时伴有疲乏无力、腰膝酸软或疼痛、面色无华、怕冷、手足不温等症状，以过敏性鼻炎患者为多。对于肾气虚引起的打喷嚏，仅仅靠祛邪是难以治愈的，应补肾以固本，让肾气旺盛，卫气充足，身体抵御外邪的能力增强。

哈欠连天，与肾有关

在《黄帝内经》里，有"肾主欠"的说法，说明打哈欠与肾有关系的理论自古有之。正常情况下，人打哈欠与咳嗽、打喷嚏一样，是一种自救行为。而总爱打哈欠的人，往往是肾虚的一种表现。

肾为先天之本，肾中所藏精气是人体生命活动的原始动力，肾精充足，则精力充沛、体力充沛；如果肾中精气不足，人的精神和形体得不到充足的濡养，就容易神疲乏力、哈欠连连。

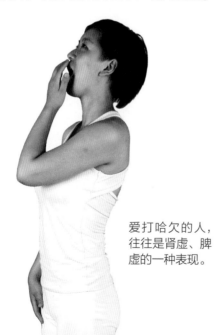

爱打哈欠的人，往往是肾虚、脾虚的一种表现。

小贴士

打喷嚏多提示过敏或感冒

早上打喷嚏的主要原因是过敏。在睡眠过程中，喷嚏反射被抑制了，所以过敏症患者只会在醒来时开始打喷嚏。有时，鼻窦炎也会导致早上打喷嚏。在白天不断打喷嚏大多数情况下是感冒病毒所引起的，并有可能伴有体温升高。感冒好了，喷嚏也就停止了。这种喷嚏属于实证，多发生在身体受凉时以及感冒流行的时候。

小便不正常，肾脏有异样

健康的小便标准是：一天8次左右，每次300毫升左右，总量不超过3000毫升。如果不是饮水原因造成的超过8次，就叫作尿频。很多人以为老想尿，肯定是肾虚。其实，大多数尿频都和肾无关。

小便次数多，但尿量少，有可能是膀胱和尿道的问题；不仅次数多，而且尿量也不少，则有可能是内科代谢性疾病，例如糖尿病或多尿症。只有尿频而且尿常规检查发现尿蛋白也升高，才有可能是肾有问题。

有些人小便次数多，是因为老觉得有尿意。这时可以自查一下：尿意很急，可能是膀胱过度活动症；尿意隐隐的，不太急，可能是感觉神经过敏，或泌尿系统感染引起的膀胱慢性炎症。

气短、气喘，肾不纳气

肾主纳气。纳气就是固摄、纳住的意思。中医认为，气虽为肺所主，但气之根在肾，所谓肺主呼气，肾主纳气，所以肾虚的人，多出现气短、气喘，尤其老人气喘更应考虑肾虚，应着手从肾治或肺肾合治。

健康的尿液什么样

尿液颜色

健康的尿液应该是淡黄、透亮的，不会有沉淀、浑浊的现象。但很多因素都会影响尿液的颜色，例如饮水量、体温的变化以及食物和药物的作用。喝水多的时候，尿液可能像白开水一样，是无色的；喝水少、出汗多的时候，尿液就可能会呈啤酒样的黄色，这些情况都是正常的。

排尿频率

从理论上说，一个人每天的排尿次数不应超过8次。白天7次，晚上1次，这是最佳比例。夜尿最好不超过2次，若睡前喝水较多，起夜次数随之增加，也是正常的。但如果晚上没喝多少水，却老是起夜，就要留意。

尿量

我们每天的排尿量应该在1500毫升左右，但由于人们的饮水量不同，只要每天的尿量多于400毫升、少于3000毫升都没有问题。一天的尿量如果少于400毫升，就是少尿的表现；而多于3000毫升，就属于多尿。

记忆力下降，肾精不足

脑居颅内。《黄帝内经》中记载，"脑为髓之海"，指出了脑是髓汇集而成，而且说明了髓与脑的关系。脑髓生成来源于先天之精。《黄帝内经》上说："人始生，先成精，精成而后脑髓生。"

肾主骨生髓，肾之精髓还要不断滋养脑，才能正常发挥其作用。一旦记忆力下降，常常忘事，提示你的肾精不足。

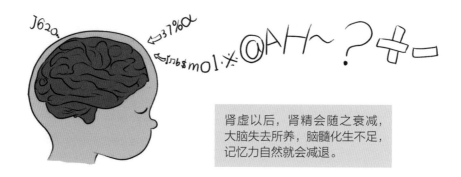

肾虚以后，肾精会随之衰减，大脑失去所养，脑髓化生不足，记忆力自然就会减退。

肾开窍于耳，耳轮异常看肾脏

人常说"耳朵大有福"，耳朵厚大的人，其实是肾气充足的表现；而耳朵薄而小的人，多为肾气亏虚。

中医认为，"肾开窍于耳"。耳朵的听觉功能与肾气的盛衰密切相关，肾好听力就好。反之，当出现耳鸣、听力下降、烦心的症状时，多考虑肾阴虚。

《黄帝内经》指出："肾气通于耳，肾和则耳能闻五音矣。"《中藏经》也说："肾者，精神之舍，性命之根，外通于耳。"肾为先天之本，内藏五脏六腑之精。肾精充盈，髓海得养，则听觉灵敏，分辨力强；反之，肾精虚衰，髓海失养，则听力减退，耳鸣耳聋。

随着肾中精气的盛衰盈亏，人的听力也会发生相应的变化。如婴幼之年，肾精充而未实，生而未盛，成而未盈，则听觉较弱，听声辨音能力差，且听而不远；青壮之年，肾中精气充盛，耳受精气充足，故听觉聪敏，听声遥远，辨别语声能力强；垂暮之年，肾中精气逐渐衰少，化生无力，耳之精气不足，故听觉渐衰，迟钝不灵，听声难远，甚则听觉失聪。

无缘无故总战栗，病根可能在肾

《黄帝内经》中提到肾"在志为恐"，意思是说五脏的精气相并于肾，若肾气不足或肝、心、胃有病症，就可能出现"恐"。当然，主要原因还是在于肾，因为肾水充则肝血足而胆壮，肾水虚则肝血不足而胆弱易"恐"。

"恐则气下"，结果又伤精伤肾，故而有"肾主恐"之说。大家都有这种体会，冷得不行的时候，吓着的时候，身体就会颤抖。肾虚的人会比较容易恐惧，恐惧的人也会颤抖。所以你如果老是觉得无缘无故颤抖，要注意可能是肾虚的表现。

面黑无光泽，可能是肾虚

如果你是黄种人，面色却很黑，而且没有光泽，极有可能是肾虚。有的人原来面色很好，现在变得越来越黑了，这个也要注意，说明你的肾气有点虚了。大家都有经验，特别是女性，只要是熬上几晚，马上就会出现黑眼圈，黑眼圈其实就是肾虚的表现，所以大家千万不要总熬夜，熬夜很伤身。

老年人会长老年斑，老年斑就是色素沉着，色素沉着的后果就是肤色变黑。皮肤越来越黑，这是肾虚特征性的表现。

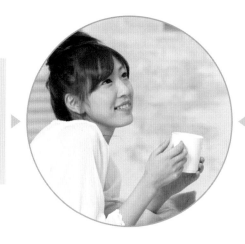

肾虚导致水液代谢障碍，肾气不足日久导致气血运行不畅，目失所养，则出现黑眼圈，多表现在下眼睑。

黑色属肾，如果肾不好，脸色就容易发黑，例如人老了肾精慢慢不足，脸上就会长出黑色的老年斑。临床上肾病患者一般都面色发黑。

四肢冰冷，多因肾阳不足

中医认为阳气具有温养的功能，肾阳虚衰，阳气不能达于四肢，手脚得不到温养就会出现发凉的现象。阳气不足通常分为先天不足和后天不足两种情况，后天多是由于生活起居失调所致，例如冷饮吃得太多，寒冷天气穿得单薄，寒气侵入等。气滞血瘀的女性更容易畏寒肢冷。

头发脱落或须发早白也与肾有关

中医认为，"发为肾之华，观发色可知肾气"，肾又主黑色，所以头发是否乌黑靓丽跟肾的好坏密切相关。如果一个人肾气充足，头发就滋润，还不容易脱发。

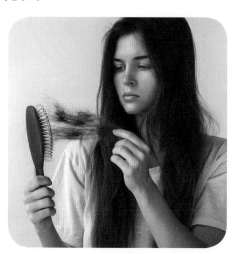

反之，肾气不足，或思虑过度，头发都会受到影响。正常情况下，40岁之后会长白发，这是因为随着年龄的增长，肾的精气逐渐衰减，头发得不到滋养，就会变白。这属于自然现象，不需要调理。

小贴士

头发枯黄提示什么疾病

1. 甲状腺功能低下，重度营养不良，重度缺铁性贫血和大病初愈等，都会导致机体内黑色素减少，使乌黑头发的基本物质缺乏，黑发逐渐变为黄褐色或淡黄色。
2. 患某种疾病导致的，如系统性硬皮病、系统性红斑狼疮，头发不仅会变黄，还会大量脱落。
3. 小儿头发稀疏萎黄多由于先天发育不足，还可伴有坐、站、行、说话、牙齿等发育缓慢的"五迟"现象。
4. 少女头发黄则可能由于缺钙。青春期缺钙主要表现为夜间盗汗，也就是睡觉时出汗；头发少，无光泽，呈焦黄状；晚上睡觉时小腿肚子（腓肠肌）抽筋。
5. 经常烫发、用碱水或洗衣粉洗发，也会使发质受损而发黄。

第二章

补肾益脑法，六十岁的人二十岁的脑

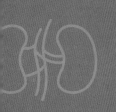

要想脑子好使，先养肾

肾生髓通于脑

"肾藏精生髓，通于脑"，肾精可以化生为脊髓，脊髓上通于脑，肾精的不断化生可以让脊髓充盈，脊髓充盈了才可以充养脑髓。肾精不足则致脑髓失养，生理功能紊乱而易致老年痴呆等。所以养好脑一定要强肾。

❯ 食坚果补肾健脑

中医认为，坚果大多补肾健脑，最宜温补肾阳。比如说，每天吃两三个核桃、七八个果仁、六七个板栗、一把葵瓜子，都可以补肾。现代医学认为，坚果中富含不饱和脂肪酸，有助于维护脑血管健康。

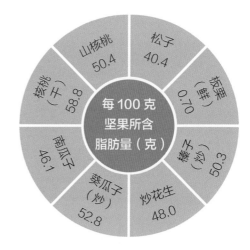

❯ 补肾健脑药食粥

胡桃枸杞粥

材料	核桃仁 25 克，枸杞子 15 克，葡萄干 15 克，黑芝麻 10 克，粳米 50～100 克，白糖少许。	**功能**	补肝肾、益精血。配方中核桃仁、黑芝麻补肾、健脑、益智；枸杞子、葡萄干、黑芝麻补肝肾、益精血。
做法	核桃仁捣烂备用。加水先煮粳米至半熟，再下核桃仁、枸杞子、葡萄干、黑芝麻等，一同煮至米熟粥稠，加白糖调味。	**适用**	适用于肝肾两虚，精血不足者，症见脑力衰弱，健忘头昏，早衰白发，或目昏眼花，腰酸遗精。
用法	单独食用或佐餐，可分作 1～2 次食完。		

记忆力减退与肾虚直接相关

中医认为，脑由髓汇集而成，故名"髓海"。髓海充足则记忆力好，可过目不忘；如果髓海不足，那么记忆力就会受到影响而出现健忘的现象。

❯ 肾虚脑失养，记忆力减退

肾虚怎么会导致记忆力减退呢？大家都知道大脑是负责记忆的器官，脑髓的充足与否和什么有关呢？这是最关键的问题。

中医认为"肾生精，精生髓，髓充脑海"，正常情况下，人体肾精充足，能够产生足够的脑髓，脑髓充盈，记忆力就好。相反，肾虚以后，肾精会随之衰减，大脑失去所养，脑髓化生不足，记忆力自然就会减退。

在西医学看来，肾精类同于各种细胞、受体、激素、神经递质及肽类调节物质，肾精不足则是指上述物质的缺乏和它们之间的比例失调，这将会导致机体的各种生理功能减退，而记忆力减退就是其中之一。

❯ 补脑先补肾，肾不虚脑自健

既然是肾虚引发的记忆力减退，那要想补脑提高记忆力，就需要从补肾入手。事实上，记忆力减退的人往往伴有牙齿脱落的现象。咀嚼能力下降，营养摄入不足，也会导致相关的脑细胞功能衰退，加速大脑海马回（海马回是人类记忆和情感反应的中枢）细胞的退化。用中医来说，就是肾气不固，牙齿掉了。

所以，平时要多吃黑芝麻、核桃、板栗、山药、枸杞子等补肾食物。并经常叩齿，注意上下牙对齐。同时在大小便时咬紧牙齿。

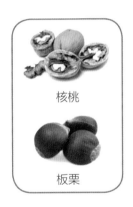

核桃

板栗

❯ 揉搓脚趾增强记忆力

小趾是足少阴肾经起始部位，故而揉搓小趾有助于增强记忆和计算能力。

揉搓脚趾的方法很简单，可以用手抓住双脚的大脚趾做圆周揉搓运动，每天揉几次不定，但每次需要2~3分钟。可用手做圆周运动来揉搓小趾及其外侧，只要在睡觉前或休息时揉搓5分钟就可以了。

揉脚前最好把脚先用温水洗干净，一是讲究个人卫生，二是温水能促进血液循环，效果会更好。

养肾健脑，多吃黑色食物

中医理论中有"五色入五脏"之说，也就是说，不同颜色的食物，养生保健的功效是不同的。绿色养肝，红色补心，黄色益脾胃，白色润肺，黑色补肾。适当多吃黑色食物，能起到补肾健脑，预防慢性病的功效。

❯ 黑色食物的益处

代表食物：黑米、黑芝麻、黑豆、黑荞麦、黑木耳、乌骨鸡、茄子、海带、紫菜、黑枣、黑葡萄、桑葚、核桃、板栗、海参、香菇等。

补充营养素：维生素 A、维生素 E、β 胡萝卜素、铁、锌、锰、硒、钾、镁等。

健康益处：补肾，预防心脑血管疾病，降低动脉硬化、冠心病、脑中风的发生率，对肾病、贫血、脱发等均有很好的调理作用。此外，黑色食物中含有的抗氧化成分可清除体内的自由基，延缓衰老。

着重吃"黑五类"

				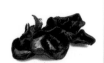
黑豆	**黑米**	**黑芝麻**	**蘑菇**	**黑木耳**
用米醋泡黑豆，每日早晨食用20粒左右，常年食用，效果甚佳。	可以每周吃2~3次黑米粥，也可以在每天蒸米饭中加入黑米，做成软糯适口的"二米饭"。	炒熟后研成粉，每天食用1小勺。	不同蘑菇有不同吃法，干香菇炖肉，鲜香菇扒油菜，草菇适合爆炒，平菇适合素炒、做汤。	最常见的吃法是凉拌木耳和木耳炒白菜，但是建议每周只吃2次左右。

❯ 变换着吃营养好

将黑米、黑豆、黑芝麻、黑枣、核桃这5种食物一起熬粥，是难得的养肾佳品，适合慢性病人群强身之用。肾不好的人，也可以每周吃一次葱烧海参。将黑木耳和香菇配合在一起炒，或炖肉时放点板栗，也是补肾的好方法。

肾脑相通，解乏可找天柱穴帮忙

肾与膀胱相表里，足太阳膀胱经为人体直通入脑之经脉，对脑的生理功能具有重要的作用。当人用脑过度时，就会导致脑部血流量减少，轻则造成疲乏困倦，重则导致头晕、目眩、耳鸣、记忆力减退等。膀胱经上的气血可以滋养大脑，所以不妨按摩膀胱经上的天柱穴，可以达到提神醒脑、解乏的功效。

❯ 解乏找天柱穴

天柱穴的位置很好找，在后颈部正下方凹处，后发际正中线上半寸，往两旁各1.3寸的穴位。按摩天柱穴的方法为：以拇、食两指，在颈后部斜方肌上方的天柱穴作拿捏动作，来回拿捏5~10遍，每日早、晚各1次。

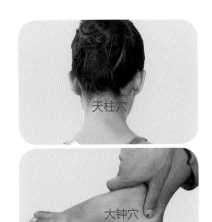

❯ 头痛按摩天柱穴和大钟穴

古人曰："天柱、大钟按摩宽，便是醒神健脑丸。"大钟穴在足跟部，内踝后下方，跟骨上缘，跟腱附着部前缘凹陷中。坚持按摩天柱穴、大钟穴，可有效改善脑部的血液循环，通畅气血，调和百脉，收到健脑防病之功效。本法对高血压引起的头痛、颈椎病引起的头痛，具有较好的缓解作用。

小贴士

手指同身寸取穴法

拇指同身寸法：以拇指指间关节的横向宽度作为1寸，适用于四肢取穴。

横指同身寸法：将食指、中指、无名指、小指四指并拢，以其中指中节近端横纹为准，其四指的宽度作为3寸。将食指、中指、无名指并拢时的宽度作为2寸。

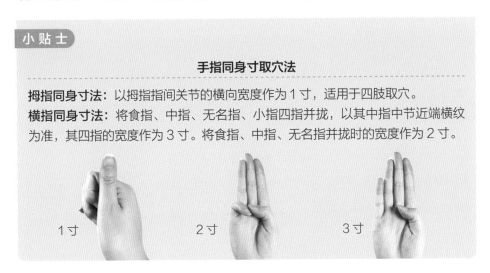

1寸　　　　2寸　　　　3寸

搓脚心：补脑益肾，益智安神

中医理论认为，搓脚心有益于活血通络、强体健身。由于脚心穴位病理在人体上反射较多，如左脚掌心穴位病理反应有腹腔神经丛、肾上腺、肾脏、心脏、脾脏、胃、十二指肠等，右脚掌心穴位病理反应有腹腔神经丛、胆囊、肾上腺、肾脏、肝脏、胃等，因此，常搓脚心对于祛病健身有较好的疗效。

▶ 搓脚心的方法

民间常用的搓脚心方法有以下 3 种：

干搓   湿搓   酒搓

干搓	湿搓	酒搓
左手握住左脚背前部，用右手沿脚心上下搓 100 次，以达到脚心发热为度；再用右手握右脚脖子，用左手沿脚心上下搓 100 次，搓的力度大小要以自己感觉舒适为宜。	把脚放在温水盆中，泡至脚发红，再按第一种办法搓。	倒 25 毫升左右白酒于杯中，按第一种办法操作，只是搓脚的手要蘸一点白酒，酒搓干了再蘸一下，两脚心各搓 100 次为好。

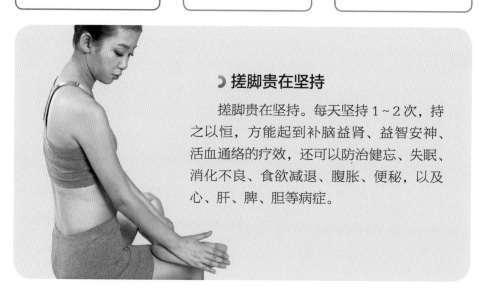

▶ 搓脚贵在坚持

搓脚贵在坚持。每天坚持 1~2 次，持之以恒，方能起到补脑益肾、益智安神、活血通络的疗效，还可以防治健忘、失眠、消化不良、食欲减退、腹胀、便秘，以及心、肝、脾、胆等病症。

金鸡独立：恢复精力的好方法

肾主骨，全身的骨骼都由肾脏来掌管，是生命的支撑。中医认为"久站伤骨"，伤骨其实就是在伤肾。所以，站立时间太长，就可以两脚轮换着做金鸡独立动作。大家可以看散养的公鸡，每次公鸡和母鸡交配过后，公鸡会马上跑到一边开始金鸡独立，一条腿支撑，另一条腿蜷了起来，鸡爪子也抓在一起，过一会就活蹦乱跳了。我们要学习的就是这种"金鸡独立"恢复精力的方法。

"金鸡独立"功法来源于武术

"金鸡独立"功法是指独腿站立的一种武术姿势，其名称来自清代李汝珍《镜花缘》第七十四回："我是'金鸡独立'。要一足微长。"金鸡独立是我国传统武术中非常常见的一种练功方法，例如太极拳就有金鸡独立，咏春拳桩步有"独脚马"。要做好金鸡独立这个动作，最基本的核心和标准就是：重心下沉支撑脚，对侧手引着对侧膝抬起，同侧手下按到同侧胯，对侧手放脸前，眼视远处。

练习"金鸡独立"的方法

我们平时养生练习中没有必要像武术中那么复杂，在练习时，只需将双眼微闭，双手自然放在身体两侧（或双手向左右平伸），任意抬起一只脚，另一只脚支撑全身就可以了。注意：关键是不要睁开双眼，以充分调动和刺激大脑神经来对整个身体的各个器官平衡进行调节。

练习"金鸡独立"的作用

中医认为，人体足部有6条重要的经络通过。通过练习金鸡独立对足部的调节，虚弱的经络就会得到锻炼，经络对应的脏腑和它循行的部位也能得到相应的调节，从而达到健身的目的。同时，这种锻炼方法可以有效地使意念集中，不断地将人体的气血引向足底部，加强局部的代谢循环，因此对于高血压、糖尿病、颈椎及腰椎疾病都有辅助保健效果。此法还可以针对小脑萎缩进行辅助调理，也可预防梅尼埃病、痛风等许多病症的出现或缓解病痛。对于常见的足寒症效果更是明显。

对付亚健康，补肾是正道

一项大样本调查显示亚健康的主要表现有记忆力减退，用脑后疲劳，思维效率低，耐力下降，虚弱，易感冒，头晕、目眩，腰膝酸痛，脱发等，这些均为肾虚的表现。补肾填精，平衡阴阳，不仅可以改善亚健康状态，也是多种慢性疾病的治本之策。

❱ 亚健康的生理表现

中医认为，心、肝、脾、肺、肾五脏功能亏虚或失调的表现，就是西医常说的亚健康。现在很多中年人老是觉得疲倦、腰酸、睡不好等，还显老，到医院却查不出原因，就是这个道理。

头晕、头痛、失眠、多梦、记忆力减退、精神不振。	心悸、胸闷、胸部隐痛、临界高血压、高脂血症。	食欲不振、胃纳欠佳、胃部隐痛、消化不良、便秘。	憋气、气短、喉部干涩。	耳鸣、听力减退、眼干涩。
体重超标、肥胖或偏瘦、无汗或自汗。	抵抗力下降、容易感冒。	动作迟缓、肌肉酸痛、关节运动欠灵活。	甲状腺功能亢进、血糖不稳定。	工作效率低、易疲劳、体力透支、手足冰凉、体质虚弱。

❱ 中药食疗调治亚健康

以虚证为主的亚健康状态最基本的是气虚。对其调理包括平补法、清补法、滋补法和温补法。

平补法	清补法	滋补法	温补法
平补法是用不温不凉的补益之品进行调养，功能为补脾养心。适用于心脾两虚之患者，如莲茸馅。	清补法多用清凉之品调养，可清凉明目、泻火润燥，功能为润肺止咳。适用于燥邪犯肺、肝经火旺者，如菠萝杏仁豆腐。	滋补法用滋阴补肾之品调补，功能为补益肝肾。适用于肝肾阴虚者，如清蒸甲鱼。	温补法用温肾壮阳之品调补，适用于肾阳不足者，如烧鹿筋。

具体来说，长期疲劳者可服用黄芪蜂蜜饮、太子参奶茶、花生豆奶、鹿角胶牛奶、芝麻核桃益智仁粥、黄芪鳝鱼羹、三仁粉、鱼鳔粉、黄芪山药炖乳鸽等调治。

睡眠障碍者可用柏子仁合欢茶、灵芝远志茶、茯苓枣仁粥、柏子仁炖猪心、红枣炖羊心、猪心枣仁汤、百合红枣莲子汤等调治。

鼓足阳气，远离抑郁症

人以阳气为本。阳气的推动、鼓舞是生命活动得以正常进行的动力，无论人的精神意识、思维活动，还是脏腑气化、肢体运动，都与阳气密不可分。"阳郁神颓"即阳郁不达，神机颓废，是抑郁症的重要病机。缓解抑郁症应重视畅达阳气，振奋神机。

❯ 畅达阳气抑郁方能好转

调理抑郁症之要在于畅达阳气。畅达阳气可以舒畅气机，鼓舞脏腑气化，振奋神机，宁神定志。而肾阳为一身之阳，所以在调理抑郁症的基本处方中常用桂枝、紫石英、补骨脂等温润助阳，既能温助肾阳以上温心阳，又能通达阳气，且可重镇安神。

❯ 阳光是天然的"抗抑郁药物"

心情抑郁的人，要增加日光照射和户外活动。阳光不仅养骨，而且养神，对于养神来说，人只有养足了阳气，才可调动情绪，增强兴奋性，减轻或消除抑郁感。

现代医学认为，阳光属于一种电磁波，它犹如一种天然的"兴奋剂"，对改善情绪很有帮助。如果坚持每天在阳光下散步 30～60 分钟，晒晒温暖的阳光，将会加快"唤起"新陈代谢功能，进而有效缓解抑郁的心情。

"阳光疗法"最适合调理季节性抑郁症。对冬季抑郁症患者来说，漫步在阳光下好比是补充"暖和的抗忧郁素"。饮食上也尽可能地多吃补气、热量高的食物，如羊肉、核桃、大枣、豆类等，来对抗冬天的寒冷和调动愉悦的情绪。

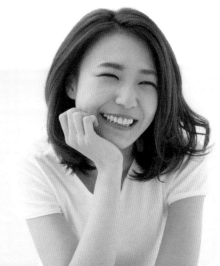

肾气充足，让脑血管畅通起来

大脑缺血，问题出在哪里

现代医学研究证实，心脑血管疾病看似是身体某一个部位的病，实际上却是一种典型的全身性疾病。中老年人之所以是心脑血管疾病的高危人群，就是因为心脑血管疾病的发病，与中老年人的肝、肾、心脏等器官老化、代谢解毒功能严重受损密切相关。这其中，心脑血管疾病与肝、肾有莫大的关联。

❯ 肝肾不好，心脑血管也不好

肾水生肝木，中医学把肝肾视为子母关系。肝肾这两个脏器，其中一个得病了，没保护好，就会连累另一个。

现代医学认为，当肾小球过滤功能失常，就直接影响血脂等垃圾的排泄；肝脏是人体最大的物质代谢中枢，其代谢、解毒、造血储血、分泌功能无可替代，一旦这些功能遭到破坏，未被分解的血脂形成血液垃圾沉积于血管，无法分解的糖分也会转化为脂肪，这些都会直接导致和加重动脉硬化。因此，肝肾功能失常则血液代谢功能差，血液中多余的脂肪、糖及有害物质才得以沉积在血管里，损伤心脑血管，并导致动脉粥样硬化。

❯ 用中药护好肝肾

人上了年纪，难免有些"肝肾阴虚"，中医学有着补肝肾的丰富经验和大量有效方药，常用药物有熟地黄、山药、山茱萸、枸杞子、五味子、菟丝子、女贞子等。常用方剂有左归饮、杞菊地黄丸、一贯煎等。在此要提醒大家，治疗心脑血管疾病的药物，也应该具备养护肝肾的成分和功效。

❯ 多转脚踝畅通血脉

心脑血管疾病的病理基础是气血失调、供血障碍，而人体下半身血液循环的畅通与否，对全身的气血流通影响很大。尤其是肝经和肾经不畅，对心脑血管系统的影响很大。而脚踝处有6条经络通过，包括肝、脾、肾、胆、膀胱、胃，是下半身血液流通的重要关口。

对脚踝进行养护，可以改善气血运行，对心脑血管及神经系统功能都有良好的改善作用。建议多做脚踝屈伸、旋转运动，还可用手按摩脚踝或脚趾。经常做此运动，可使血脉通畅，对养肝和养肾有很好的效果，对高血压和脑中风后遗症有调理作用。

肾与血压是"孪生兄弟"

肾脏是全身血流量最多的器官，也是调节血压的重要器官，更是高血压时最易受损的脏器。长期未控制的高血压会不断破坏肾脏的动脉和微血管。因此，要重视高血压与肾病的关系，重视高血压患者的肾脏情况。

❥ 高血压与肾病互为因果

据统计，临床上90%的中晚期肾病患者都合并有高血压。为什么？因为高血压与肾病总是相伴发生，而且互为因果。也就是说，高血压会引起肾脏损害，而肾脏病变也会引起高血压，所以有人形象地称它们是"孪生兄弟"。

人体是一个大的血液循环系统，而肾脏是由微小血管组成的脏器，是全身血管的一部分。长期高血压作为人体大环境，可以导致肾脏这个人体小环境的缓慢改变，如肾缺血、肾小球功能受损等。高血压病程越长，肾脏病变越严重；而一些迅速发展的高血压还可导致肾功能急剧恶化，危及生命。

❥ 高血压不妨查查肾

很多高血压患者到医院只知道看心血管内科，并不知道血压与肾脏的密切关系。因此，一些患者只是一味地吃降压药，不调整治疗方案，待到出现慢性肾功能衰竭、尿毒症时，已失去了最佳的治疗时机，实在令人惋惜。

要知道，临床上仅10%左右的高血压患者不出现肾脏病变，绝大多数高血压患者都可发生肾脏改变，随着年龄的增长，肾小球硬化也会加重。

有高血压病史5~10年以上的患者应注意肾脏损害情况。由于许多人把腰痛作为肾损害的首要症状，没有腰痛就很少考虑肾损害，这是临床上漏诊和误诊的主要原因。

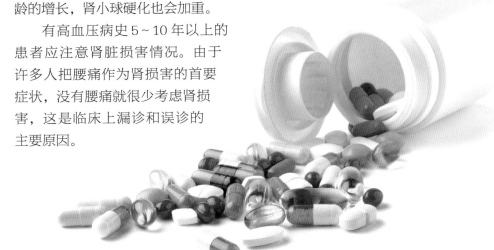

两脚划圈，打通肝肾二经防中风

中风是中老年人的常见病和多发病，现在其发病率越来越趋于年轻化。正确的养生方法对中风的预防能起到一定的作用，如"两脚划圈，能预防中风"。

》两脚划圈调气血

现代医学研究发现，很多中风患者都有高血压病史。足部距离心脏位置相对较远，经常活动足踝部，能够促进全身的血液循环，增加回心血量，从而起到预防中风的作用。

两脚划圈主要是踝关节的运动。中医认为，踝关节为足三阳经、足三阴经和阴阳二跷脉的通过之处，经常活动踝关节，不仅可以疏通相关经络，还可刺激关节周围的腧穴，起到平衡阴阳、调和气血、开窍醒神、补益肝肾的作用，使得肝阳上亢之气下降，从而达到预防中风的目的。

》两脚划圈的方法

两脚划圈时要自然站立，旋踝时，其中一只脚站立，另一只脚旋转，双脚交替进行，也可取坐位或仰卧位进行，最好是站立旋踝。一般每天早晚各做 1 次，或只做 1 次，每次以 15 分钟左右为宜。

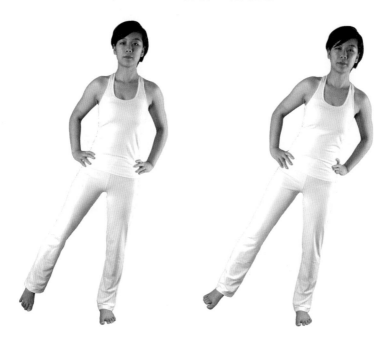

养好肾：精气足，体不虚（精华升级版）

上病下取，足底是降压的"宝藏"

《黄帝内经》上说："病在上者，下取之，病在下者，高取之。"于是便有了"上病下取、下病上取"的理论。高血压多表现为头晕、头痛、眼花、耳鸣、失眠、乏力、记忆力减退等症状。足疗，运用中医上病下治的治疗原理，对于降低血压、改善症状具有良好的作用。

❥ 上病下治，从足底调治高血压

现代医学证实，足底为微循环和神经末梢之所在，足浴、足底按摩等，能够很好地改善微循环，给足底神经末梢以良性刺激。其良性刺激通过分布在足部的穴位，先传导到络脉，再传输到经脉，最后通过刺激中枢神经系统作出相应的调节反应，并能引血下行，引热下行，引火归元，从而起到降低血压、抵御病痛等作用。

❥ 足疗按摩处方

按摩全足，基本反射区有肾、肾上腺、输尿管、膀胱。

重点反射区：大脑、垂体、额窦、三叉神经、腹腔神经丛、心、肝、脾、血压点、失眠点、胸部淋巴结、内耳迷路、盆腔淋巴结、腹腔淋巴结。重点反射区每个部位按摩10~20下。每日足疗1次，10天为1疗程。

运用足疗调理高血压时应注意：每日浴足后，自我按摩足部或与他人互相进行足部按摩。

❥ 其他刺激足底的方法

擦足底：由足跟前凹部向足心擦，直至发热。这里是足底保健全息泌尿区域，又有涌泉穴，常擦此处可通水道，滋阴补肾，对血压有调节作用。

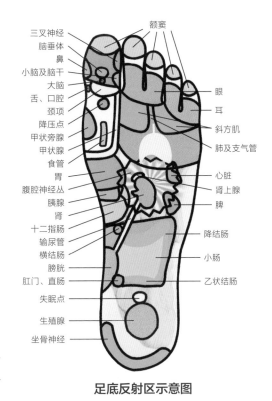

足底反射区示意图

肾虚头痛，食补药补来摆平

中医认为，"通则不痛，痛则不通"，根据头痛表现特点分为肝火旺型、肝阳亢型、肾虚型、气虚型、血虚型、血瘀型等。肾精耗失太过，或者先天体质虚弱不足，精髓不足，脑海空虚，可以引起头痛。

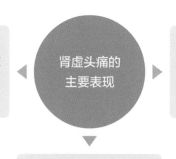

头脑空痛，健忘，腰腿酸痛，眩晕耳鸣，遗精带下，自觉全身乏力。

肾虚头痛的主要表现

偏阴虚者则表现为面色潮红，五心烦热，夜间入睡之后身体出汗，醒后即停止等。

偏肾阳虚者除上述症状外，兼见怕冷，四肢不温，遇寒疼痛增加，得温则痛减。

阳虚头痛食疗方及用药

人参核桃粥：人参 5 克，核桃 3~8 个，粳米 100 克。人参洗净切片，砸开核桃取出核桃肉，两者与粳米同煮，先用大火煮开，再用小火煮 1 小时左右至粥熟，可加红糖适量，温热服食。可温阳补肾。

中成药：右归丸。

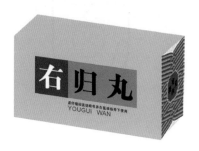

阴虚头痛食疗方及用药

甲鱼滋肾汤：甲鱼 1 只（300 克以上），枸杞子 10 克，熟地黄 15 克。将甲鱼去头、爪、内脏、甲壳，洗净，切成小方块，放入铝锅内，再放入洗净的枸杞子、熟地黄，加水适量，武火烧开，改用小火炖熬至甲鱼肉熟透即成。可常食用，滋阴补肾。

中成药：六味地黄丸。

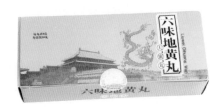

改善脑供血，多吃益气的食物

脑供血不足是指各种原因导致大脑出现慢性、广泛的供血不足，引发脑部缺血、缺氧而出现一系列脑部功能障碍的疾病。研究发现，在"老年痴呆症"和"脑梗死"的发病前期都曾长期有慢性脑供血不足的存在。因此，可以常用健脑补血、补肾健脾的药膳来促进气血流通，增加脑部血液循环。

⊋ 健脑补气食材及药材

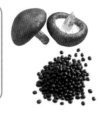

常见的食物	▶	糯米、粳米、粟米、莲子、榛子仁、大枣、猪肚、黄羊肉、鸡肉、鹌鹑肉、鳝鱼、鲈鱼、蜂乳、核桃、桑葚、黑芝麻、香菇、黑豆等。

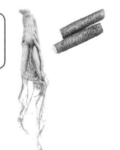

补益的中药	▶	人参、党参、黄芪、地黄、山药、黄精、灵芝、枸杞子等。

⊋ 脑供血不足食疗方

配方： 蜂蜜 20 克，益母草汁 10 毫升，生地黄汁 40 毫升。

制法： 将以上诸味混合调匀，当日分 2 次服下，20 日为 1 疗程。

功能： 舒经活血，适用于脑中风或供血不足者。

小贴士

吃饭七八分饱，改善脑供血

老年人在饱餐后，食物都会集中到胃肠道等待被消化，机体血液就会自动"支援"到肠胃，脑部供血量相对减少，因而出现餐后头昏、困倦、乏力的情况。再加上老年人由于心脏功能较弱，饱餐后血液循环的改变，也容易使心脏供血不足，心率加快。因此，老人进食时不要吃得过饱，以七八分饱为好。为了确保心、脑等重要脏器的血液供应，进餐后最好不要立刻活动。在原位小坐一会儿，然后再起来走动。半小时后，可以选择一些舒缓的运动方式，如散步等进行锻炼。

深呼吸：强肾抗衰又健脑

很多人都知道深呼吸能提高肺活量，但却不知道深呼吸不仅可以锻炼肺，而且可以增强肾功能，从而延缓衰老。

❯ 肾气足肺气才能足

中医认为，人的呼吸虽然靠肺，但和肾也有密切的关系。中医学里有个说法是，"肺主气，肾主纳气"。这句话的意思是说"肺"主管人的呼吸，而从肺吸入的气，要下沉到肾脏，被肾所吸纳。也就是说，人呼出气固然靠肺，而吸进气除了靠肺还要靠肾。所以，肾气足的人肺气才能充足，肾气衰弱的老人，肺气不足，一般都会呼吸短促。

❯ 做深呼吸的方法

从病理上讲，假如一个人肾虚了，不能纳气入肾的时候，就会出现呼多吸少的现象，西医叫作呼气延长，多见于肺心病患者。所以，我们平常要多做深呼吸，确保肺肾健康。做深呼吸时要选择空气清新的环境，不要太早（如早上8点以前），每天做4~6次，每次5分钟，正常每分钟呼吸16次，一般做深呼吸以每分钟8次为好。

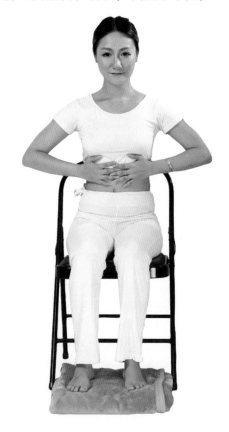

❯ 常做深呼吸的好处

经常深呼吸，可以促进肾的吸纳功能，从而起到养肾的作用。如果在工作间隙能坚持有意识地做做深呼吸，还能增加脑供氧量，解除疲劳。对于慢性支气管炎、慢性支气管哮喘、肺气肿的患者，因为平时吸入的气少，呼出的气多，时间长就会伤到肾气，经常做深呼吸锻炼，对于改善肺部功能也有一定好处。

需要提醒的是，有阻塞性肺疾病的人不适合做深呼吸。如果有其他疾病可以在医生的指导下做深呼吸。

豆类是养肾护血管的"忠诚卫士"

俗话说："每天吃豆三钱，何须服药连年"，意思是说，如果人们每天都吃点豆类食品，不仅能够远离疾病的困扰，还可辅助调理一些疾病。而且，豆类食品还是保护血管的绝佳选择，不过，根据种类的不同，它们的食疗作用也有所区别。肾虚者多吃以下"三种豆"。

◗ 刀豆：益肾、补元气

刀豆具有暖脾胃、下气、益肾、补充元气的作用，适用于腰痛等疾病。刀豆与诸豆一样不仅有健脾益气之功，调理气虚诸证，而且还有活血化瘀之功，这是其他豆类所不及的。因此，高血压、血脂异常、血糖异常、动脉硬化者，常食刀豆，大有裨益。

刀豆 + 猪瘦肉
可活血化瘀，适用于女子痛经，产后恶露不净，腹痛等。

推荐吃法

刀豆 + 猪肾
可健脾益肾。适用于肾虚遗尿、尿频等。

◗ 豇豆：健脾补肾护血管

豇豆也就是我们常说的长豆角。中医认为，豇豆具有理中益气、补肾健胃、通利小便的功效。

豇豆 + 木耳
降脂减肥，对高血压、高脂血症、糖尿病、心血管病有预防作用。

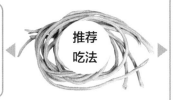
推荐吃法

豇豆 + 玉米
对脾胃虚弱、尿频遗精、动脉硬化、冠心病、高脂血症、高血压等有着很好的食疗效果。

◗ 黑豆：降低血液黏稠度

黑豆历来被中医用于调理肾虚体弱、腰痛膝软、面身水肿等病症。黑豆还具有抵制胆固醇吸收、控制血糖、降低血液黏稠度等作用。

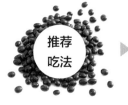
推荐吃法

黑豆 + 黑芝麻 + 牛奶
黑豆、黑芝麻和牛奶混合在一起，就制成营养美味的黑豆奶，三者混合其营养成分更容易被人体吸收。

养好肾，预防动脉粥样硬化

动脉粥样硬化是一种全身性疾病，其早期仅表现为动脉弹性减退、僵硬度增加等，但此时它所带来的危害已经等同于心血管疾病。因此，预防心脑血管疾病应首先从预防动脉粥样硬化入手。

❯ 心脑血管病重在预防

健康的冠状动脉就像一条畅通的河流，源源不断地把新鲜血液输送到心脏，供应心肌营养。然而，高血压、高脂血症、高血糖、肥胖、吸烟、不合理的生活方式和饮食习惯等，会造成血管壁内皮细胞损害，最终形成动脉粥样硬化，使血管管腔越来越窄，引发心绞痛或心肌梗死，甚至猝死。

动脉粥样硬化就像飞机撒种，多发生在冠状动脉，也可发生在脑动脉、颈动脉、肾动脉等部位，这种波及全身的疾病，一旦发生就很难停止。因此，想要远离其伤害，最重要的是预防。

❯ 蹲马步可缓解动脉粥样硬化

为了预防和改善动脉粥样硬化，可以练习蹲马步，从而缓解动脉粥样硬化的进展。尤其是中青年男女每天蹲 15 分钟的马步，可以通肾经，不仅使大脑变得更灵活，还能很好地提高性能力。

蹲马步时应挺胸收腹，上身尽量挺直，屈膝半蹲，眼睛平视前方，两臂前平举，好像双手握重物一样尽力前伸。

需要提醒的是，下蹲时膝盖不要超过脚尖，以免全身的重量都压在膝盖上。老年人最好不要长时间地练习蹲马步，因为人老以后肾主骨的能力下降，骨骼变得脆弱了，蹲马步屈膝的时候，膝关节很紧张，所以磨损得非常厉害，容易引起关节病变。

小贴士

动脉粥样硬化容易发生在哪些部位

1. **大脑动脉：** 会出现记忆力减退、思维能力下降、头晕等，进一步发展，可发生缺血性脑卒中。
2. **心脏的冠状动脉：** 也就是冠心病，可致心律失常、心绞痛、心肌梗死、心源性猝死。
3. **肾动脉：** 可影响肾脏功能，最终导致肾血管性高血压、蛋白尿、尿毒症。同时，周围血管也可能发生硬化，患者初期多表现为间歇性跛行，并伴有患侧肢体怕冷、无力、麻木、刺痛感等，最后甚至因溃疡、坏死而致残。

第三章

千年强肾绝学，让骨骼更硬朗

骨骼不老，多活 20 年

肾主骨，保肾气好比往骨库存"钱"

"肾主骨"即肾充养骨骼。在古籍《素问·六节脏象论》中提到："肾者……其充在骨。"保护好人体的肾气，就好比往骨库里存"钱"。

肾有掌控骨骼生长的功能

如果肾精充足，人的骨质就会得到很好的滋养，骨骼发育就会良好，骨质就致密，骨头就会坚固有力；如果肾精不足，骨骼就会失去滋养，容易发生骨质疏松。

肾功能失常，骨骼就会受到损伤

小儿肾功能失常，就会造成骨骼发育不良或生长迟缓，骨软无力、囟门迟闭等；成人肾功能失常则表现为腰膝酸软、步履蹒跚，甚至会双脚痿软不能行动；老年人则表现为骨质疏松，容易骨折等。

孩子补肾壮骨，时常按揉手上的 3 个补肾穴

对于一些因肾功能失常导致骨骼发育不良的孩子，家长平时可以多帮孩子推拿手上的 3 个穴位：肾经、肾顶、肾纹。长期坚持，可以使孩子更聪明、强壮。

具体操作方法如下。

补肾经：用大拇指顺时针方向揉孩子左手的螺纹面 120 次左右。

掐肾顶：大拇指和食指并拢，掐按孩子左手的肾顶穴 3~5 次。

揉肾纹：用大拇指按揉孩子左手的肾纹穴 150~200 次。

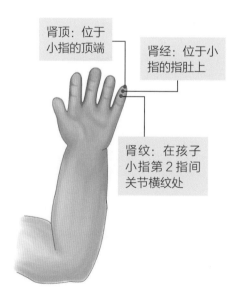

肾顶：位于小指的顶端

肾经：位于小指的指肚上

肾纹：在孩子小指第 2 指间关节横纹处

骨质疏松，多是肾虚所致

中医认为，肾主骨，骨质疏松症的病变部位在肾。肾气和骨以及骨髓的生长发育有密切关系，肾虚则不能生髓，骨得不到充分的营养自然会出现骨痛、骨痿、骨折。而且，当人体衰老，肝肾不足时，抵抗力就会下降，风湿就容易入侵，深入筋骨，加重症状。此外，各种疾病后期都会影响到肾，导致肾虚，引起继发性骨质疏松。

◗ 症状表现

可表现为腰背腿疼痛、身高变矮，易变成"O"型腿或罗圈腿，驼背，易骨折，胸闷、气短、呼吸功能下降等。

◗ 如何调理

运动调养

1. **散步**：散步能预防骨质疏松，可以每次步行 20 分钟以上。
2. **伸屈**：缓慢伸屈活动身体各关节，可根据身体情况活动 3~5 次不等。

生活调养

1. 慎用影响骨代谢的药物，如激素、免疫抑制剂等。
2. 人到老年，应主动去医院做相应检查，老年人骨丢失量加速进行，此时期应每年进行一次骨密度检查。

饮食调养

1. 平时应多吃含钙丰富的食物，如海产品、燕麦片、豆腐干、牛奶等。但不要和含高草酸食物（如莴笋、菠菜等）一起食用，因为草酸会阻碍钙的吸收。
2. 多吃蔬菜，特别是深绿色蔬菜，如芹菜、油麦菜等，对缓解骨质疏松症有很大的好处。

◗ 按摩关元穴

取穴原理：具有培补元气，改善全身疲劳的作用。

简易取穴：从肚脐正中央向下量 3 寸的位置即是关元穴。

按摩方法：以关元为圆心，左或右手掌做逆时针及顺时针方向摩动 3~5 分钟，然后随呼吸按压关元穴 3 分钟。

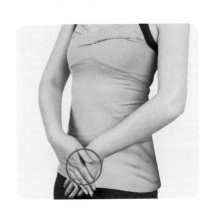

久坐久站伤肾，偷走骨骼健康

现代都市人的劳作方式，多使身体长久保持某一姿势，如久坐、久站等，《黄帝内经》上说："久坐伤肉，久立伤骨"，久坐、久站的危害很大，不仅会造成气血不畅、肌肉松弛、倦怠乏力，还会影响全身血液循环及骨骼健康，损伤心、肾、脑。

❥ 久坐不动易肾虚

现代人有一个很不好的工作模式，即在办公室里一坐就是一上午或一下午。久坐会导致全身的气血经络受阻、代谢物质排泄缓慢，容易出现腰酸、背痛、肢体麻木等症状。再加上整天坐着，长期固定于一个姿势容易压迫与肾相表里的膀胱经，使得膀胱经气血不畅，自然就会影响到肾，造成肾虚。

❥ 久站伤肾

肾脏是生命力的体现，肾主骨，全身的骨骼都由肾脏来掌管，是生命的支撑。中医认为"久站伤骨"，伤骨就是在伤肾。

❥ 久坐久站踩踩"缝纫机"

下肢深静脉血栓的主要表现为腿部肿、胀、痛，尤其是有肾病综合征病史的人，更是深静脉血栓的高发人群。

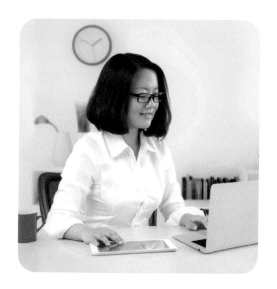

建议久坐久站的人，可以做一些原地的运动，如类似踩缝纫机踏板的小幅度腿部运动，左右腿交替进行，每隔1个小时做1次。有条件的可适当把腿抬高，并用手拍拍腿部或做简单按摩。还可以站起来伸伸懒腰，起到按摩内脏的作用，增强肝脏与肾脏的活力。

多喝骨髓汤，七十岁之后还能健步如飞

骨为人体的支架，直接影响人的生命质量。肾藏精，精生髓，髓又养骨，故精、髓决定了骨骼的生长发育与功能，只有精髓充足，骨骼才会强健有力，人体才能健康长寿，所以要补髓。中医认为"髓能养髓"，故而常喝动物的骨髓汤，有养髓之功。无怪于民间有用牛、羊、猪等动物的骨髓熬汤喝，以促进长个儿的习俗。

❥ 补髓就等于强肾

中医认为，"肾主骨""肾主身之骨髓"，所以肾与骨的关系非常密切，骨骼需要骨髓来滋养。

现代医学认为，骨髓汤中高含量的骨胶原，是我们壮骨和抗衰老的宝贝。骨胶原作为胶原蛋白，具有构成人体支架、保证机体正常生理功能的作用。补充足够的骨胶原对保持皮肤和肌肉的弹性、保持青春健美有不错的效果。因此，如果经常喝骨髓汤，可以延缓人的衰老速度。

❥ 骨髓汤的选料

选用羊、牛、猪等动物带有骨髓较多的腔骨（脊椎骨）和大棒骨（腿骨）。

羊骨髓：性温，味甘，能补肾强筋骨。肾虚劳损、腰膝无力怕冷、筋骨挛痛者，最宜食之。

牛骨髓：有润肺、补肾、益髓的作用。适宜肾虚羸瘦、精血亏损者。

猪脊髓：有益阴血、补骨髓的作用。用于骨蒸劳热，消渴，带浊，遗精，软骨等病症。

❥ 骨髓汤的做法

将 500 ~ 1000 克骨头砸碎，按 1 份骨头 5 份水的比例，开大火烧开后，改用小火熬煮 1 ~ 2 小时（也可使用高压锅，但是味道稍差），煮到肉与骨头分离（俗称脱骨）即可。在骨汤中加入新鲜蔬菜即可食用。

> **小贴士**
>
> **长个子的孩子这样喝骨髓汤**
>
> 对于长个子的孩子来说，不可以直接饮用熬制好的骨髓汤。因为汤稠油腻，影响胃口，孩子喝不下多少。最好取骨髓汤适量，兑入等量白水。然后，放入紫菜、香菜、菠菜、黄瓜片等略煮，调成美味的汤后即可食用。为了防止喝"腻"，可以花样翻新，尽量调换样式，使孩子喜欢饮用。

晒太阳是千年壮骨方

中国人的养生经已经讲了几千年，许多人寻医问药，渴望得到什么祛病良方、长寿之法，其实都没有，也并不神秘。再好的药，也比不上咱们头顶的这个太阳。阳光不仅养形、养肤，而且养神。养形，就是养骨头，这对老人来说很重要。晒太阳有助于人体合成维生素 D，从而促进钙的吸收和利用。

☽ 晒头顶补阳气

中医认为"头为诸阳之会"，是所有阳气汇聚的地方。百会穴位于头顶正中（过两耳直上连线中点），是晒太阳的重点。晒头顶不必拘时拘地，可随时进行，平时天气好时，到室外散步，让阳光洒满头顶，可以通畅督脉、养脑益智、壮骨强腰。

☽ 晒后背强脊柱

人体腹为阴，背为阳。通过晒后背可以达到疏通气血、调和脏腑、祛寒止痛的目的。据统计，我国 60 岁以上老人多有肩颈、脊柱不适等症状。让背部多晒晒阳光，有助于钙的吸收、合成，预防骨质疏松。晒的时候注意让阳光直射背部，老人在公园锻炼时特意将后背朝向阳光即可。时间长短自己掌握，以舒适为宜。

☽ 晒腿脚除寒气

有老寒腿的患者，在夏天可以把腿在阳光下晒一晒，能很好地驱除腿部寒气，还能加速钙质吸收，帮助预防骨质疏松。晒腿要选择天气好的时候，将双腿裸露在阳光下，每次至少晒半个小时。晒时，可配合按摩小腿部位的足三里穴（小腿前外侧，膝盖下方四横指部位），对抗衰老、延年益寿大有好处。

晒太阳时要注意摘掉帽子和手套，尽量将皮肤暴露在外

老人防治骨折，关键要补肾

老年人由于身体各个部位逐渐老化，很容易发生骨折。骨折后的老年人如果能正确进补，对身体康复具有积极的作用，可明显缩短康复期。

❥ 骨折后 1~2 周的进补

此时患者的骨折部位会出现瘀血肿胀、经络不通等情况，应活血化瘀、行气消散。另外，患者骨折部位的疼痛较重，食欲及胃肠功能均有所降低，因此饮食宜清淡开胃，以易消化、易吸收的食物为主，如可多吃些蔬菜、蛋类、豆制品、鱼虾、瘦肉、水果等。烹饪方法应以清蒸、炖煮为主。注意，猪骨黄豆汤属于肥腻滋补之品，所含脂肪较多，不易消化吸收，所以此阶段最好不要食用。

补精膏：取牛骨髓、炒核桃仁、杏仁泥各 120 克，山药 250 克，蜂蜜 500 克。将炒核桃仁、杏仁泥、山药一同捣成膏状，将蜂蜜炼熟。在砂锅内放入适量的清水并煮沸，将所有原料放入砂锅内熬成膏状，放凉后装入玻璃瓶内备用。每日空腹服用，每次服 1 匙，用开水冲服。

❥ 骨折后 2~4 周的进补

此时患者骨折所引起的疼痛已缓解，受伤部位瘀血肿胀的情况基本好转，食欲及胃肠功能均有所恢复。这时饮食应由清淡转为适当的高营养，以满足骨痂生长的需要。这个时期患者可食用一些骨头汤、田七煲鸡、牛肉、鱼虾以及动物肝脏之类的食品。如果老人怕消化不了，还可以吃牛肉松，或用鱼虾肉剁馅包饺子、包子吃。还可适当地多吃一些青椒、番茄、萝卜、西蓝花等富含维生素 C 的蔬菜，以促进骨痂的生长和伤口的愈合。

当归续断排骨汤：取当归、续断各 10 克，骨碎补 15 克，新鲜猪排或牛排 250 克，将所有材料一同放入锅中炖煮 1 个小时即可食用。可食肉喝汤，应连服 2 周。续断可续筋骨，调血脉；骨碎补可补肾接骨，行血止血。

❥ 骨折 5 周以后的进补

此时患者骨折部位的瘀血肿胀已基本被吸收，骨痂生长且已向骨组织转化。患者的胃口大开，可食用任何高营养的食物及富含钙、磷、铁等矿物质的食物。此期的食谱可列入老母鸡汤、猪骨汤、羊骨汤、鹿筋汤、炖水鱼等，能饮酒者还可适当地饮用杜仲骨碎补酒、鸡血藤酒、虎骨木瓜酒等药酒。

枸杞桃仁鸡丁：取嫩鸡肉 500 克，枸杞子 30 克，核桃仁 150 克，调料适量。将鸡肉洗净后切成肉丁，加入适当的调料腌制入味。油锅烧热，加入鸡肉丁翻炒，加水以中火稍焖 3 分钟，最后将核桃仁和枸杞子倒入锅中，炒匀后即可食用。

要想膝关节不老，重在补肝养肾

保护膝关节应从中年做起。人在 40 岁以后，肌力明显下降，与膝关节有关的肌肉力量自然会减弱。所以平时在工作中应该注意经常变化体位，不要一个姿势工作时间太长。适当地做些下蹲、起立、慢跑、蹬自行车等运动，使膝关节得到充分的伸屈、旋转，这样既锻炼腿部的肌肉力量，也可以改善关节局部的血液循环。

要重视日常保暖

由于膝关节缺少肌肉、脂肪的保护，得不到足够的热量供应，因而温度较其他部位低，所以平时不要坐卧于阴冷潮湿的地方。很多年轻人觉得自己年轻火力壮，夏天大汗后猛吹空调，冬天也不加厚衣服，爱美的女士甚至穿短裙，这些都会导致关节受凉，为健康埋下隐患。

选择正确的锻炼方式

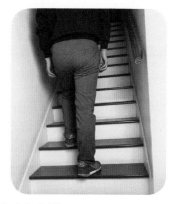

爬山、爬楼梯锻炼时，膝盖弯曲，承受平时正常站立时 4~6 倍的重量，同时会让骨关节承受着重压。而且这是一个多次重复的过程，膝关节在这个过程中运动次数增加，关节磨损概率增加。中老年人最好别选择爬山、爬楼梯的锻炼方式。

随着年龄增长，老年人膝关节产生退行性变化，因此锻炼一定要适度，应符合中老年人的生理特点。有膝关节问题的老年人尽量不要练习下蹲，如果必须下蹲，应注意速度，并尽量用手来支撑。

游泳有利于膝关节健康，因为游泳时人体和地面基本平行，各个关节都很放松，是在不负重情况下的关节、肌肉活动，并且对心肺功能的提高也有好处。

中成药调理

中医认为"诸筋皆属于节""膝为筋之府""肝主筋，肾主骨"，说明膝病与筋脉、肝肾密切相关，补肝养肾非常重要。例如四妙散加味可以清热利湿、消肿止痛；黄芪桂枝五物汤加味可以祛风散寒、通络止痛；桃红四物汤加味可以活血化瘀、理气止痛。

腿有劲才能寿命长

常言道：树老根先枯，人老腿先衰。衰老后，腿部和大脑间指令的准确性和传导速度都有所下降，不像年轻时那么默契。中医科学院研究所裴卉博士解释说，从出生到离世，腿每时每刻都在工作，如果不注意保护，自然就"年久失修"了。

"人老腿不老"的6个绝招

① 干洗腿

方法： 用双手紧抱一侧大腿，稍用力从大腿向下按摩，一直到足踝，然后再从踝部按摩至大腿根，用同样的方法按摩另一条腿，重复10~20遍。

功效： 可使关节灵活、腿肌与步行能力增强，预防下肢静脉曲张、水肿及肌肉萎缩等。

② 甩小腿

方法： 一手扶墙或扶树，先向前甩小腿，使脚尖向前、向上跷起，然后向后甩动，甩80~100次为宜。

功效： 预防下肢萎缩、软弱无力或麻木、小腿抽筋等病症。

③ 揉腿肚

方法： 用两手掌夹住腿肚，旋转揉动，每侧揉动20~30次为1节，共做6节。

功效： 疏通血脉，增强腿的力量。

④ 揉双膝

方法： 两足平行并拢，屈膝微下蹲，双手放在膝盖上，先顺时针方向揉动数十次，然后逆时针方向揉动数十次。

功效： 疏通血脉，调治下肢无力、膝关节疼痛。

⑤ 扳足趾

方法： 端坐，两腿伸直，低头，身体向前弯，用双手扳足趾20~30次。

功效： 强腰腿、增脚力。

⑥ 搓脚心

方法： 双手掌搓热，然后用手掌搓脚心，各100次。

功效： 此法具有降虚火、舒肝明目之功效，可以防治高血压、眩晕、耳鸣、失眠等病症。

解密身子骨硬朗的终极法门

叩齿咽津，固肾强骨的不传之秘

古语云："百物养生，莫先固齿。"中医认为，"肾主齿""肾虚则齿豁，肾固则齿坚"，牙齿松动与肾气虚衰以及气血不足有关。年老时，人的肾精衰弱，牙齿就会早早脱落。所以，古代养生家十分重视叩齿养生，叩齿后还要咽津，以达到强肾抗衰的效果。

❥ 叩齿的方法

民谚说："朝暮叩齿三百六，七老八十牙不落。"每天早晨上下牙齿反复相互咬叩 60~360 次，不仅能强健牙齿，对身体其他器官也有很好的锻炼作用。中医认为，肾生骨髓，肾气实则齿更发长。经常叩齿，能使经络畅通、强肾固精，起到预防牙周病和龋齿的作用。人们为什么说牙好胃口就好呢？因为上齿属胃经脉络，健康的牙齿有助于脾胃的运化，可以促进消化。所以，三餐之后叩齿还能增强胃肠功能，帮助消化。而且坚持每天叩齿还可以促进面部血液循环，增加大脑的血液供应，使皱纹减少，起到延缓衰老的作用。

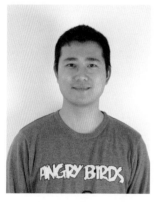 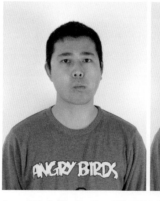 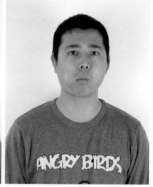

1　双唇微启，摒除杂念，保持心神宁静，上、下牙齿相叩。叩齿次数因人而异。

2　叩击结束后，用舌沿上下牙齿内外侧转搅一圈，用力要柔和自然，先上后下，先内后外，搅动 36 次。将口水慢慢咽下。

注意，上、下牙齿叩击时，要稍用力使"嗝嗝"有声，速度不宜过快，避免咬伤颊黏膜和舌部；力量不宜太大，以不致引起疼痛不适为度。此外，有人强调按不同牙齿分别进行叩击，先叩击臼齿（大牙），然后叩击门牙、犬牙各数十次，因为这样可以使不同平面上的每个牙齿都能叩到。

卯时叩齿最好

十二时辰养生法中提到："卯时（上午5~7点），晨光初放即披衣起床，叩齿300次，转动两肩，活动筋骨。"可见，古人对时辰养生是非常重视的。卯时指早晨5~7点天亮时，这是大肠经当令的时段。这个时候我们应该排便，把垃圾毒素排出来。但是在排便之前，首先在床上叩齿，这样做有两个好处：其一，收到精盈、气足、神全之效果，有的人早上起不来，或者起来了脑袋还是昏昏沉沉的，叩齿可以醒脑明神，加快觉醒，让人神清气爽；其二，下齿属大肠经脉络，叩齿可以促进大肠通降，排毒养颜。大肠通了，大便也就通了。

咽津好处多

中医学认为，唾液能"润五官、悦肌肤、固牙齿、强筋骨、通气血、延寿命"。《寿亲养老新书》上说："唾津液，养脏气。"明代医学家李时珍、李中梓都对津液的重要性有过专门论述，肯定了津液促进消化吸收，灌溉五脏六腑，润泽肢节毛发，滑利关节孔窍的重要作用。

现代医学也表明，唾液中包含了血浆中的各种成分以及十多种酶和近十种维生素、多种矿物质以及有机酸和激素。唾液中还有一种唾液腺激素，能刺激人体的造血功能，延缓身体各个组织器官的衰老，预防老年性疾病，有利于人的健康长寿。唾液中还有一种过氧化物酶，可以抑制致癌物质的毒性。唾液还具有消炎、解毒、助消化及润肌减肥等多项功能。

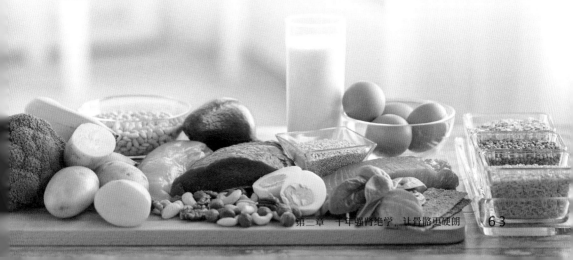

颈椎不僵硬，远离头痛与失眠

　　颈椎处在人体脊柱最上端，被包裹在脖子里面。它由 7 块椎骨组成，作为居于人体最要害部位的器官，里面有密集的血管、神经、脊髓通过。对上，颈椎需要源源不断地输送营养能量供给大脑，保证其正常运转；对下，则要及时传达大脑的各项政令和任务。颈椎的结构比腰椎、胸椎等部位都要脆弱，却是承担着重大职责的器官。因此，人们必须要爱护颈椎，千万不要掉以轻心。否则，颈椎发生病症会给身体带来太多的不良影响，小则肩颈酸痛、头晕头痛、落枕、失眠、手指麻木；大则身体半边麻痹、眩晕、中风、猝死等。受颈椎牵连的部位很多，上至头颅，下至腿足，浅至皮肤，深至内脏，都会深受其害。

❭ 如何让颈椎不僵硬

1 床铺的选择，应以木板床加厚垫或较硬的弹簧床为最佳选择，这对于维持脊柱的生理弯曲度，减轻腰、背、颈部酸痛有帮助。

2 选择适合自己的枕头，不宜过高或过低，以保证人体在睡眠时颈部的生理弧度不变。

3 保持良好的睡姿，侧睡及仰卧对颈椎比较有利，能使全身肌肉得到放松，缓解疲劳和压力引起的紧张状态，有利于减轻头痛。

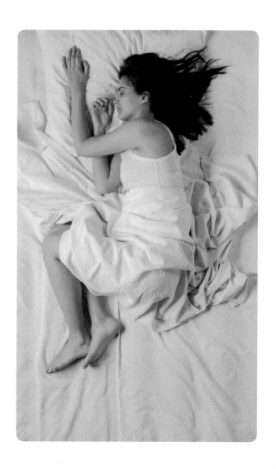

4 在坐姿上尽可能保持自然的端坐位，头部略微前倾，使头、颈、胸保持正常的生理曲线。

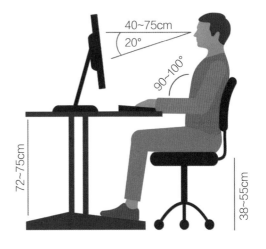

40~75cm
20°
90~100°
72~75cm
38~55cm

5 工作或学习 1~2 个小时后，必须有目的地让头部向左右转动数次，然后站起身来，走到室外活动四肢，松弛筋骨，缓解疲劳和分散注意力，以此达到充沛精力、清醒头脑的目的。

6 早晚宜进行颈部功能锻炼，以改善局部血液循环和防止颈部僵硬而引发头痛、头晕等症状。常用的颈部运动保健操有前屈后伸、左右侧屈、左右旋转、左右环转等。

7 选择适合自己的锻炼项目，加强室外运动，使人体四肢等器官处于疲劳状态，容易入睡。我们知道，从事体力劳动的工人、农民和摸爬滚打的解放军战士，一天劳累下来，只要躺到床上，大部分人很快就能睡着。这是因为，身体疲劳，可使皮质的神经细胞功能减少兴奋性。

小贴士

定制"睡眠晚餐"

尽量保证入睡时肠胃完成消化任务。晚餐最好在睡前 3 小时吃完，一般情况不宜吃得太晚。晚餐少吃或不吃辛辣、油腻和含有大量 B 族维生素的海鲜，因为这种食物具有提神醒脑的功效，应多吃含有丰富碳水化合物的五谷杂粮。平时还要多吃核桃、山萸肉、黑芝麻等补肾的食物，以及能舒筋活络、对于颈椎病有预防作用的木瓜和当归等药膳。

督脉一畅通，肾阳自然足

督脉运行于人体后背，取其在背后监督的意思。它与任脉、冲脉同出于会阴，从尾骨的长强沿着脊柱内上行，也就是沿着脊梁骨向上走，在脑后的风府穴处进入脑内。督脉总管一身的阳气，督脉畅通了，肾之阳气自然充足。

❯ 督脉，主一身之阳

督脉是诸阳之会，人体阳气借此宣发，是元气的通道。为什么总说"挺直你的脊梁"？就是因为那里最展现人的精气神，所以，打通督脉，可以祛除许多疾病。国外医学界专有整脊医学的分支，调理效果显著，其实就是调整督脉。增强督脉的气血供应，就能激发肾脏的先天之气。

那怎样打通膀胱经和督脉呢？其实很简单，方法很多，捏脊法、刮痧法、拔罐法、敲臀法都可以使用，还可用掌根从颈椎一直揉到尾骨，肉太厚的话也可用肘部来揉。

❯ 一吸一提任督通

在清代《李真人长生一十六字妙诀》一文中提到打通任督二脉的功法，其十六字妙诀为："一吸便提，气气归脐；一提便咽，水火相见。"做功法前，口中先漱津三五次，用舌头搅动上下腭，则会满口生津，津液慢慢咽下，汩然有声。咽完后用鼻子吸清气一口，以意念之态静静地使清气直送至脐下的丹田、气海处，略有贮存感，为一吸。

接着下腹部如忍便状，用意念提起，向上归于脐之深处，连及夹脊、双关，如此一路上提，直至脑后风府穴，再入头顶之百会穴处，这种向上提的功法，为一呼。一呼一吸，谓之一息。

当内气已上至颠顶，如前面一样汩然有声咽下，气向下行的时候，也要如吞咽状，鼻吸清气，送至丹田，略有所存，又从下部如前次一样轻轻上提，这样就是一个循环。可以作三五次，也可以作二十余次。

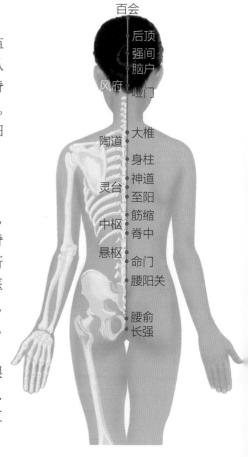

百会
后顶
强间
脑户
风府
哑门
陶道
大椎
身柱
神道
灵台
至阳
筋缩
中枢
脊中
悬枢
命门
腰阳关
腰俞
长强

骨盆养得好，心肾不烦幸福到

保持重心的方式、姿势等长年积累下来的各种小毛病和生活习惯在每个人身上呈现各种不同的问题，使骨盆产生不同程度的"松垮"和"歪斜"。

❯ 骨盆运动，让女人更有风韵

从生理解剖学来看，女性的骨盆腔内"驻守"着泌尿、生殖等器官，包括子宫、输卵管、卵巢、阴道、膀胱、尿道、直肠和肛门。骨盆最下方的阴道、尿道和肛门承受着相当的压力，因此都有较强的括约肌，这些肌肉都和骨盆紧密相连。女性经过一段时间的骨盆运动锻炼，如甩呼啦圈，跳迪斯科、伦巴舞和腰胯部健美操，可有效地提高局部功能，还可使胯部丰满、腰部纤细柔韧起来，展现迷人的风韵。

❯ 骨盆运动操

有意识地对盆底肌肉进行自主性收缩和放松，可恢复衰弱、松弛的盆底肌。

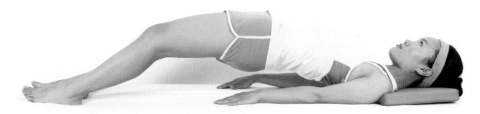

1   仰卧，屈膝，双脚自然踩在床上，两臂放在身体两侧。深吸气，同时抬高臀部，使背部离开床，然后慢慢呼气放下臀部，回归原位。每天做150～200 次。

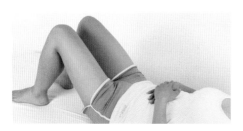

2   仰卧，双腿屈膝，自然分开，双脚自然平放在床上，两手交叉放在脐部。

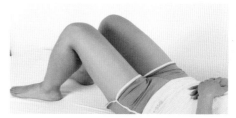

3   双腿用力合拢，同时收缩肛门，保持 3 秒钟，分开双腿并放松肛门。连续做 15～30 分钟，每天2～3 次。

荡腿捋小腿，利胆益肾又强腰

双腿就像人体的"承重墙"，不仅支撑着全身的重量和压力，还要承担行走、跑、跳等运动功能。现代医学研究表明，人一生中70%的活动和能量消耗都由腿部完成。此外，双腿还是身体的交通枢纽，流淌着全身近一半的血液，与身体的重大器官都有联系。只有双腿健康，下肢经络畅通，气血才能顺利送往各个器官。因此，有科学家认为，从双腿的走路情况便可判断一个人的健康状况。老人每次走的距离越长，速度越快，走得越轻松，那么寿命就越长。

在排除了器质性病变的情况下，中老年人出现腰酸、胀、痛，腿无力等症状，很有可能是肾虚的"信号"。即便是久坐的上班族，也会经常出现腰酸背痛的情况，遇到这种情况，其实可以通过一个很简单的动作来解决——荡腿。

❯ 荡腿的做法

端坐，两脚自然下垂，先缓缓左右转动身体3~5次，然后两脚悬空，前后摆动十多次，可根据个人体力情况，酌情增减次数。

做这一动作时，全身要放松，动作要自然、和缓。特别是摆动两腿时，身体不可僵硬，要自由摆动。转动身体时，躯干要保持正直，不宜前后俯仰。此动作可以活动腰、膝，具有益肾强腰的功效。

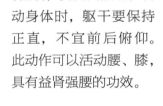

❯ 捋小腿的做法

做完荡腿，再捋小腿，强肾的作用更强。小腿两侧的经络非常重要，内侧为脾、肾、肝的经络，外侧为胃、胆、膀胱的经络，捋小腿对身体的各个脏器都有好处。

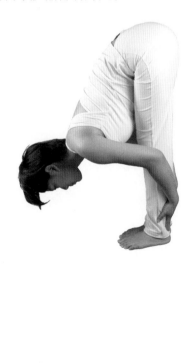

踮脚走路，通畅足三阴经

中医认为，肾为"先天之本"，与骨骼、牙齿、耳朵关系密切，因此，肾气衰退主要表现为双腿乏力、牙齿松动、听力减退等。有这些症状的老人，不妨尝试踮脚走路，能增强心肺功能，改善血液循环，还能改善体内自主神经的操控状态，有助于缓解压力和解除忧虑，使大脑变得更加清晰、活跃。最重要的是，踮脚走路能护肾。踮脚走路时，前脚掌内侧、足大拇指起支撑作用，而足少阴肾经、足厥阴肝经和足太阴脾经经过此处，因此踮脚走路可以按摩足三阴经，温补肾阳等。

❯ 踮脚走路法

功效： 温补肾阳，改善血液循环。

行走时，身体处于放松状态，呼吸要有节奏。

1. 选择一段干燥的平地，穿一双软底运动鞋、平底鞋或防滑鞋。

2. 背部挺直，前胸展开，尽量提臀，足跟提起，用前脚掌走路，行走百步。

❯ 踮脚小便法

1. 男性小便时，提起脚后跟，踮起脚尖，10个脚趾用力抓地，两脚并拢，提肛收腹，肩向下沉。一天5~6次，连续1~6个月。

2. 女性小便时，在坐蹲的同时，将第一脚趾和第二脚趾用力着地，踮一踮，抖一抖。一天5~6次，连续1~6个月。

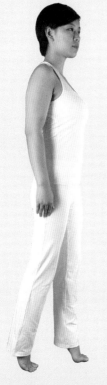

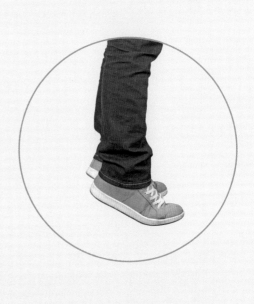

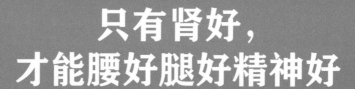

只有肾好，
才能腰好腿好精神好

腰为肾之府

中医认为"腰为肾之府"，肾的位置在腰部，腰部是肾的精气所覆盖的区域。肾精充足，腰脊就强壮有力；肾精不足，腰脊就容易受到伤害。肾阳是一身阳气之本，相当于身体里的小太阳，如果肾阳虚衰，腰部经脉缺少这个小太阳的温煦、濡养，腰部就会出现冷痛。肾阴是一身阴液之本，相当于身体里的水源地，肾阴虚衰，腰部经脉失于濡养，会导致腰膝酸软。

"腰为肾之府"直接点出了腰和肾的密切关系。从解剖上讲，两肾位于腰部，左右各一个，故有"腰为肾之府"之说。肾精不足时，府邸供养不足，会出现腰痛等症状，一定要当回事。

❱ 肾虚导致的腰痛有两种

肾虚寒湿型腰痛	肾阴虚型腰痛
以腰部冷痛为主，伴有腰部转动不便，躺着不动疼痛也不能减轻，阴雨天疼痛加重。这种腰痛，调治宜补肾散寒、温通经络。平时可以多吃些生姜、茴香、羊肉等食物。夜晚 7～9 点泡脚可以升发阳气，散寒通络。	腰痛而酸软，患者往往喜欢按揉疼痛处，足膝无力，如果劳累，腰痛症状就会更明显。调治这种腰痛，当以滋肾益气、缓急止痛为主。平时可以多吃些黑芝麻、山药、银耳、猪肾等食物；不熬夜（夜晚 11 点前入睡），平时多做腰部按摩，可防治肾阴虚型腰痛。

小贴士

肉桂生姜汤泡脚：补肾散寒治腰痛

取肉桂 40 克，吴茱萸 80 克，生姜 120 克，葱白 40 克，花椒 60 克。所有材料用纱布裹好水煮 10 分钟，待水温下降至 40℃ 左右，泡足 30 分钟，每日 1 次。可温肾祛寒，调理腰痛、腿膝无力等症状。

要想不老，常搓腰眼

腰眼穴位于腰部第4腰椎棘突左右3~4寸的凹陷处。中医认为，腰眼穴位于"带脉"（环绕腰部的经脉）之中，为肾脏所在部位。搓腰眼是一种中医按摩方法，不管你是肾阴虚还是肾阳虚，用此法都可取得良效。此功法来自《内功图说·分行外功诀》"两手擦热，以鼻吸清气，徐徐从鼻放出，用两热手擦精门（即背下腰软处）"。

肾喜温恶寒，常按摩腰眼处，能温煦肾阳、畅达气血。用掌搓腰眼，不仅可以疏通带脉和强壮腰脊，还能起到固精益肾和延年益寿的作用。

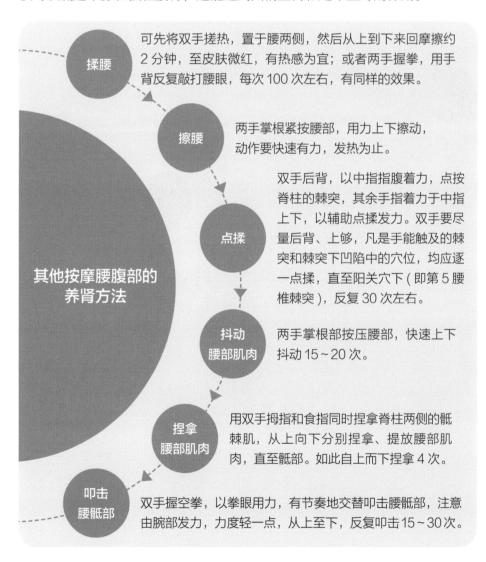

其他按摩腰腹部的养肾方法

揉腰　可先将双手搓热，置于腰两侧，然后从上到下来回摩擦约2分钟，至皮肤微红，有热感为宜；或者两手握拳，用手背反复敲打腰眼，每次100次左右，有同样的效果。

擦腰　两手掌根紧按腰部，用力上下擦动，动作要快速有力，发热为止。

点揉　双手后背，以中指指腹着力，点按脊柱的棘突，其余手指着力于中指上下，以辅助点揉发力。双手要尽量后背、上够，凡是手能触及的棘突和棘突下凹陷中的穴位，均应逐一点揉，直至阳关穴下（即第5腰椎棘突），反复30次左右。

抖动腰部肌肉　两手掌根部按压腰部，快速上下抖动15~20次。

捏拿腰部肌肉　用双手拇指和食指同时捏拿脊柱两侧的骶棘肌，从上向下分别捏拿、提放腰部肌肉，直至骶部。如此自上而下捏拿4次。

叩击腰骶部　双手握空拳，以拳眼用力，有节奏地交替叩击腰骶部，注意由腕部发力，力度轻一点，从上至下，反复叩击15~30次。

肾怕寒，护腰第一要暖腰

腰部是藏肾的地方，肾阳是生命的火种，肾阳虚了，火力减少了，腰以下就会发凉。寒冷季节，要切实注意腰部的保暖，以免风寒侵袭；在盛夏季节，不可贪凉露宿，以保证肾脏有良好的血液循环，功能良好。

❯ 最常用的护腰方法

掌压腰骶部：俯卧位，双掌重叠压在腰部痛处，一呼一吸为 1 次，做 10～15 次。

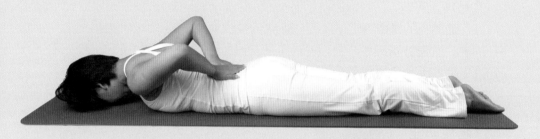

揉摩腰背：晨起或睡前或工间，以双手掌上下揉按摩擦腰背肌肉 50～100 次，同时扭动腰部。

揉散筋结：用拇指指腹仔细在腰骶部触摸，如发现有压痛的硬结时，则以指腹压其上，揉压 2～3 分钟。上述方法每天可多次进行，有舒筋活络、促进局部血液循环、改善腰痛的作用。

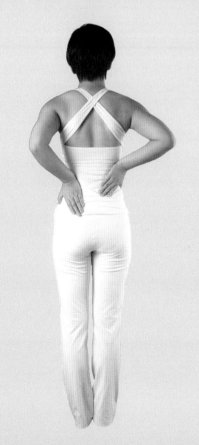

肾虚腰痛，药补不如食补

肾虚腰痛是中老年人的常见病症，多表现为腰痛、全身酸软，伴腰膝乏力，遇劳更甚，常反复发作。

中医认为"腰为肾之府"，大多数慢性腰痛患者都与肾虚有关，由于肾虚，寒湿之邪趁虚而入，痹阻经络，以致气血运行失调而引起腰痛。肾虚腰痛多由先天禀赋不足，加之劳累太过，或久病体虚，或年老体衰，或房室不节，以致肾精亏损，无以濡养腰府筋脉而致。

❯ 对症下药

女性最常见的是由肾阳虚引起的腰痛，表现为腰部冷痛、腰膝酸软无力。偏阳虚者，宜温补肾阳，以右归丸为主方温养命门之火；偏阴虚者，宜滋补肾阴，以左归丸为主方滋补肾阴。偏阴虚者，如腰痛日久不愈，无明显的阴阳偏虚，可服用青娥丸补肾以治腰痛。

❯ 膳食调理

杜仲核桃猪腰汤

材料 猪腰1对，杜仲、核桃仁各30克。

调料 味精、胡椒粉、盐、香油各适量。

做法

1 猪腰洗净，从中间剖开，去掉脂膜，切成片。

2 将猪腰片和杜仲、核桃仁一起放入砂锅内，加入适量水，大火烧开，转小火炖煮至熟，加调料即可。

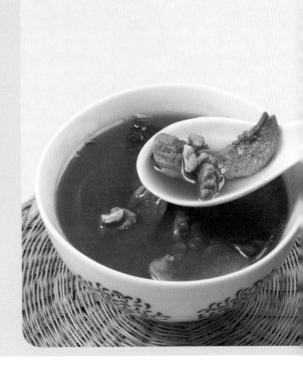

闲时常按肾俞穴，强壮腰肾人不老

长期从事脑力劳动的人好静不好动，易致人体阴气过盛，阳气相对不足，会发生乏力、疲劳、健忘以及睡眠不好等症状。每天不妨按摩肾俞穴3~5分钟，便可以缓解疲劳。

"人老腿先老"，中老年人多见腰腿痛，其实是肾气衰微，坚持按摩或击打肾俞穴，可以增加肾脏的血流量，有补肾的功效。肾气足了，自然腰背不弯，腰腿不痛了。

❯ 按摩的具体方法

肾俞穴位于第2腰椎棘突两侧旁开1.5寸处。刺激该穴的方法为：首先，放松站立，双脚与肩同宽。两臂平举，缓缓抬起至头顶上方，掌心朝上，向上做托举状。稍作停顿后，两腿绷直，以腰为轴，身体前俯，双手顺势去够脚尖，稍作停顿。最后，两手握空拳，击打两侧的肾俞穴，共30下。然后身体缓缓直起，两臂伸直，下落于体侧。这样算1组，每天重复8次。或者每日临睡前，坐于床边垂足解衣，闭气，舌抵上腭，目视头顶，两手摩擦双肾俞穴，每次10~15分钟。或每日散步时，双手握空拳，边走边击打双肾俞穴，每次击打30~50次。

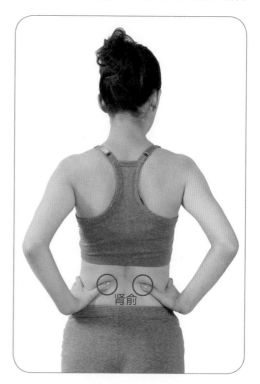

肾俞

❯ 按摩肾俞穴能强壮腰肾

中医认为，按摩肾俞穴能补益脑髓、强壮腰肾，适用于缓解肾虚腰痛、腰膝酸软、耳鸣目眩、阳痿遗精、肾不纳气和不育、月经不调等病症。而且刺激肾俞穴，增加肾脏的血流量，改善肾脏的血液循环，保护肾功能。

委中穴是护肾的"顾命大臣"

保健肾脏主要使用两条经络，一条是肾经，另一条是膀胱经。中医认为，膀胱与肾相表里，膀胱为阳，肾为阴中之阴，《黄帝内经》中提到，足太阳膀胱经为"巨阳者，诸阳之属也……为诸阳主气也"。可见，膀胱经是阳经中阳气很足的一条经络。

委中穴是膀胱经的合穴，膀胱经从头走足，在背部形成两条夹脊的经脉，直达腰骶，下行合并于委中穴，所以委中穴是腰背下肢气血的总开关。

❯ 委中穴怎么找

委中穴很好找，其位于膝盖的后面，大腿与小腿交会的腿弯处，也就是腘窝处，腿屈曲时腘窝横纹的中点即是。中医认为，此穴具有舒筋通络、散瘀活血、清热解毒的功效。刺激委中穴可用于调理腰脊强痛、股膝挛痛、风湿痹痛、小便不利以及头痛身热、呕吐泄泻、咽喉疼痛等病症。《四总穴歌》上提到"腰背委中求"，委中是四总穴中的一穴，其意是指凡腰背病症都可取委中穴进行调理。

❯ 按摩委中穴的方法

用两手拇指指端按压两侧委中穴，左腿用左手，右腿用右手，按摩力度以稍感酸痛为宜，一压一松为 1 次，连做 10～20 次。

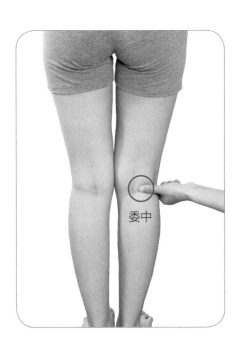

委中

两手握空拳，用拳背有节奏地叩击委中穴，连做 20～40 次。

用两手拇指指端放在两侧委中穴处，顺时针、逆时针方向各揉 10 次。

两手互搓至热，用两手掌面上下来回擦委中穴，连做 30 次。

此外，膀胱经最活跃的时候为下午 3～5 点，此时按摩委中穴效果更好。

命门穴：强腰补肾壮阳的长寿大穴

命门穴是人体督脉上的要穴，为人体长寿大穴。命，人之根本也，门，出入的门户也。命门为人体的生命之本，故名。

现代医学研究表明，命门之火就是人体阳气，命门火衰的疾病与肾阳不足症多属一致。补命门的药物多具有补肾阳的作用。因此，命门穴是人生命力的中心，为元气所居之处，可以发挥人与生俱来的活力。

按摩功效

经常按摩命门穴可强肾固本，温肾壮阳，强腰膝固肾气，延缓人体衰老，疏通督脉上的气滞点，加强与任脉的联系，促进真气在任督二脉上的运行。

取穴方法

取穴时，采用俯卧的姿势，命门穴在腰部，当后正中线上，第二腰椎棘突下凹陷中，与肚脐相对的区域。指压时，有强烈的压痛感。

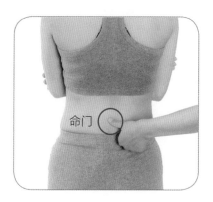

命门

按摩方法

掌擦命门穴： 用掌根反复搓擦命门穴，以局部感觉发热为度，然后将两掌搓热捂住两肾，意念守住命门穴约 10 分钟即可。此法可以温肾壮阳，强腰固本，疏通督脉。

揉命门穴： 右手或左手握拳，用食指掌指关节突起部（拳尖）放在命门穴上，先顺时针方向压揉 9 次，再逆时针方向压揉 9 次，如此重复操作 36 次。每天按揉命门穴，具有温肾阳、利腰脊等作用。

掌心按摩命门穴： 用掌心对着命门穴按摩到发热即可，因为手掌心的劳宫穴是火穴，可以添加命门之火，壮大生命的火力！此法可以调理腰部虚冷疼痛、关节怕冷、尿频尿急、腹泻，男性的遗精，以及女性虚寒性的月经不调、习惯性流产、手脚冰凉等病症。

灸命门穴法： 艾条灸 10～15 分钟，艾罐灸 20～30 分钟，温灸至皮肤稍见红晕为度，每天 1 次，每月 20 次。灸命门穴有补肾壮阳、健脾益胃、调节精神、强健筋骨之功效。同时可以提高机体免疫力，对于预防流感有一定作用。

老年腰腿痛，补肾活血来预防

腰腿痛是老年人的常见病。60岁以后，多会出现腰腿痛的情况，年龄越大，发病率越高。

肝肾亏虚是内因

老年人出现腰腿痛，内因是肝肾逐渐亏虚。《黄帝内经》中说，"七八肝气衰，筋不能动，天癸竭，精少，肾脏衰，形体皆极"。肝肾亏虚是50~60岁人的生理特点。

肾主骨生髓，肝主身之筋膜，肝肾和运动系统有着密切的关系。筋膜就是附着于关节附近及肌肉周围，近似于肌腱、腱鞘、关节囊、神经、滑液囊等组织，是联络关节、肌肉，专司运动的组织。筋膜的收缩弛张，对关节的活动及运动的进行，具有重要的作用。

风邪、寒邪、湿邪是外因

当人体气血亏虚，阳气不振，腠理空疏，卫阳不固，风寒湿邪得以乘虚侵袭，使气血痹阻。痹是不通的意思。

一般来说，血脉不和是气血运行不通畅较轻的状况，而痹阻则较为严重了。不通则痛，发为腰腿痛就不难理解了。

调补肝肾是关键

就中医学的观点来看，要防治腰腿痛需要从调补肝肾、规避外邪和调畅情志三方面下手。老年人，不管有没有发生腰腿痛，从生理状况来讲，都有肝肾亏虚的问题，平时要多通过食疗的方法滋补肝肾。对于已经有腰腿痛的老年人来说，可以通过服用中药来调补肝肾。在日常生活中还要防止风寒湿邪的侵袭，规避外邪主要是日常生活中注意保暖，避免居住地潮湿，尤其是气候变化较为明显的时节应多加注意。

小贴士

腰椎病自诊方法

1. 直腿抬高试验。若直腿抬起时，腰部及小腿外侧有放射性疼痛，则提示可能为腰椎间盘突出。
2. 仰卧挺腹试验。当挺腹时，如果腰部及下肢出现放射性疼痛，或挺腹且屏气咳嗽时，出现腰部及下肢疼痛，也可作为判断腰椎患病的依据。

劳损疼痛，自己按摩可缓解

要减少腰腿痛的发生，尤其要预防腰椎间盘突出症、膝关节骨性关节炎。一般来说，关节疼痛、肿胀、活动受限，如日常感觉蹲起、上下楼都比较痛苦，可能是患上了膝关节骨性关节炎。

如果感觉腰、腿、颈部僵硬、疼痛，最简单的方法就是热敷疼痛、僵硬部位。《黄帝内经》里记载，"劳者温之"。对于劳累引起的疼痛、僵硬，可以用温热的方法缓解症状，其原理就是用加热的方法让局部温度升高。此外，禁止爬山、打太极拳时过度屈膝，宜进行散步、游泳和腰背肌的锻炼。

❯ 腰腿疼痛，自己按摩来缓解

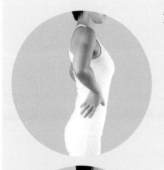

1 双手叉腰发热法。站立位，手放在腰部，上下揉搓，不用太用力，直到感觉手心发热，不要把手拿开，用掌心先捂肾，让温暖的感觉渗透进去。之后再把手放到骶骨部位，反复进行。这一方法对松解肌肉、补肾壮阳都有好处。有腰椎间盘突出，膝关节疾患，可以使用这一手法。

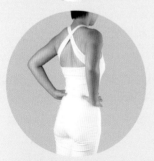

2 双拇指上下滑按法。站立位，双手叉腰，四指在前，拇指在后背腰部，双手拇指上下"捋"，在拇指疲惫后也可换另外四指重复这一动作。同时可以配合转动腰部的动作。推荐有腰肌劳损、腰椎间盘突出的患者练习。

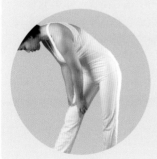

3 拿下肢法。腰椎间盘突出的患者到最后往往双腿发麻。可用两只手捏住大腿，拇指放在大腿上部，从大腿根部开始从上往下按摩，一直按摩到膝关节，注意力道不可过大。

第四章

养好肾，
发不白、耳不聋、人精神

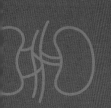

头发好坏，关键在肾

肾其华在发

中医自古就有肾为"先天之本""生命之源"一说。肾的生理功能是藏精、主水、主纳气、主骨、生髓，其华在发，开窍于耳，司二阴。肾主骨生髓，其华在发，"精"是构成人体的基本物质，精可生骨髓，骨髓居于骨中，给骨以营养，故肾主管藏精。精与血同源，两者是互相滋生的，而毛发的润养又有赖于血来提供，故肾脏的荣与损在毛发上也可以表现出来，即所谓的"其华在发"。肾虚的患者因而就可表现出牙齿松动、容易脱落，骨质疏松，头发干枯、脱发、白发早生等症状。

毛发的质量与肾中精气有关

人体毛发的生长与脱落、润泽与枯槁，都与肾中精气的盛衰有着密切的关系。毛发的生长、滋润，要靠营血的滋养，所谓"发为血之余"；但发的生机根源于肾。因肾藏精，精化血，精血旺盛，则毛发粗长而润泽。年轻时，精血旺盛充盈，则发长而润泽；衰老、肾气不足或由其他各种原因导致精血衰少，则毛发干枯易折、变白且脱落。

中医调理白发、脱发等，多从肾论治

临床上常用的七宝美髯丸，就是治疗白发、脱发的有效方剂，其主药是滋养肝肾的补骨脂与枸杞子。

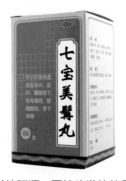

滋补肝肾、固护头发的佳品

小贴士

养发吃什么

山药、核桃仁、桂圆肉、大枣等，能益肾、养血、生发；豆制品、新鲜蔬果、海产品、鸡蛋等，则能增加合成黑色素的原料。此外，多吃养血补肾的食品，也可以乌发润发，如黑芝麻、黑豆、黑枣、黑木耳等，都含有丰富的蛋白质及头发生长所需的微量元素。

肾精耗损，头发白得快

肾其华在发，是指肾的精气充盛，可以显露在头发上，即发为肾之外候。所以《黄帝内经》上说："肾之合骨也，其荣发也。"发的生长与脱落、荣润与枯槁，不仅和肾中精气的充盛程度有关，而且和血液的濡养有关。所以，又有发为血之余的说法。要想头发乌黑，须从补肾填精、补益气血等方面入手。

❯ 多吃黑色食物补肾养血

一般黑色食物多入肾，可补肾精。建议日常饮食中加入黑芝麻、黑木耳、黑豆、桑葚、黑糯米、核桃仁等。红枣、深色葡萄、豆制品也可以防止掉发，对女性尤其重要，特别在生理期结束后，可适量补充。此外，海带、紫菜等海藻类，含碘丰富，可使头发有光泽。

尤其是黑芝麻和核桃仁，将两者炒后食用药性更强。可将核桃仁打碎，和黑芝麻一起入锅炒，适当炒干水汽后加点红糖，密封保存，每天当零食吃2~3勺，对女性补肾养颜、润发乌发的效果很好。

❯ 让气血顺畅到头皮

要让全身气血运行顺畅，尤其能到达顶端的头皮，规律运动是最好的方法，特别要着重下肢及肩颈部的活动。例如固定一小时起身走一走，扩扩胸，转腰转头转肩；久坐族可以抬一抬脚，转一转脚踝，促进血液循环，帮助血液向上回流。

❯ 乌发生发民间验方

脱发：可服用水煮黑豆，每次服50克，每日2次。连用1个月无好转者，可改吃盐煮黑豆（每500克黑豆加盐5克）。

早生白发：黑豆250克，白果30粒，研碎炒熟，黑芝麻100克炒熟，以上3味混合后放入瓶中，每天早饭后服用30克，可乌发。

中老年白发：核桃仁100克，熟地黄100克，桑葚100克，黑豆150克，黑芝麻100克，菟丝子100克，山茱萸100克，肉苁蓉100克，女贞子100克，当归80克，枸杞子100克。共研细末，炼蜜为丸，每丸重10克。每次1丸，每日3次，淡盐水送服。此方有滋补精血、益肝养肾、滋阴乌发之功效。主治年老肾虚、精血不足之中老年白发。

填补肾精，不脱发、不早白

肾精虚衰除了会导致白发早生外，还会加速一个人的衰老。因此，养发护发应从养肾入手。须发早白有肾气阴两虚和肾精亏虚两种证型。

▶ 肾气阴两虚型

多发生于中青年人，或者生活过于劳累、工作压力过大的人。常见有少许头发根发白，兼有少许头发脱落，头发纤细，或者脆弱易断，同时伴有盗汗、怕冷、头昏眼花、腰膝酸软、神疲乏力等症状。

可选用方剂知柏地黄丸合生脉饮调理。其组方为：黄芪 10 克，西洋参 10 克，白术 15 克，知母 10 克，黄柏 10 克，麦冬 30 克，怀牛膝 30 克，熟地黄 15 克，山茱萸 10 克，山药 30 克，泽泻 10 克，茯苓 15 克，牡丹皮 10 克。用水煎服，每日 1 剂，日服 2 次。

▶ 肾精亏虚型

多发于中老年人，或者是大病久病之人。常见头发花白渐至全部白发，兼有稀疏脱落，头发纤细无光泽，或脆弱易断，同时伴有头昏眼花、耳聋耳鸣、腰膝酸软等症状。

可选用地黄杜杞乌发粥： 生地黄、黄精、枸杞子各 10 克，黄芪、杜仲、莲子各 15 克，粳米 30 克。将上述中药煎水去渣取汁，再用药汁煮粳米粥，配冰糖食用，每日 1 次。

归杜圆杞桑芝饮： 当归、枸杞子、黑芝麻各 10 克，红枣 10 枚，杜仲 15 克，桂圆肉、桑葚各 30 克。将上述中药用水适量煎煮，每天早、晚各服 1 次。

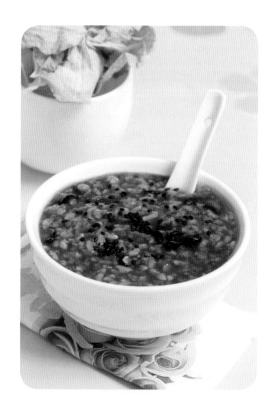

头发早白的饮食调治方

　　头发早白可能与遗传有关，也可能与肾虚相关。不少干果和坚果具有补肾养肾功效，如核桃、板栗、松子、榛子等。女贞子、枸杞子等中药能滋补肝肾，益气养血，具有生发之功。药食搭配，乌发效果不错。

女贞芝麻瘦肉汤

材料　猪瘦肉 60 克，女贞子 40 克，黑芝麻 30 克，盐、姜各适量。

做法

1　猪瘦肉洗净，切块；女贞子、黑芝麻洗净。
2　把除盐外的全部用料一起放入锅中，加清水适量，大火煮沸后，转小火煲 1 小时，加盐调味即可。

功效　补肾乌发，益精养颜。

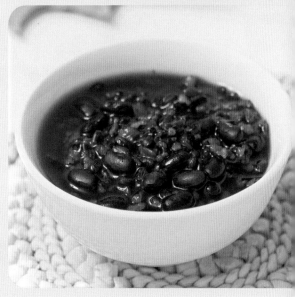

黑豆紫米粥

材料　紫米 75 克，黑豆 50 克。

调料　白糖 5 克。

做法

1　黑豆、紫米洗净，浸泡 4 小时。
2　锅置火上，加适量清水，用大火烧开，加紫米、黑豆煮沸，转小火煮 1 小时至熟，撒上白糖拌匀。

功效　黑豆有补肾乌发的作用，紫米有滋阴补肾、明目活血等作用，二者搭配食用，有良好的补肾、益气、乌发功效。

养肾乌发的食疗方

多数黑色食物，还有深色食物（绿、红、黄、紫），都含有自然界的植物与阳光作用而形成的色素，可以补充人体的色素，对保持头发色泽有益。

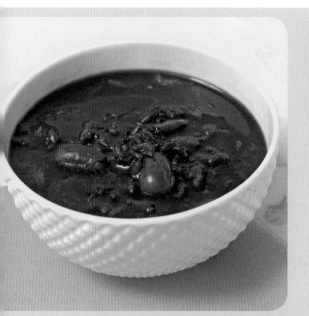

黑米红枣粥

材料 黑米 100 克，红枣 6 颗，枸杞子 20 克，白糖少许。

做法

1 先将黑米洗净，提前一晚浸泡；红枣、枸杞子洗净备用。

2 锅置火上，倒入适量清水大火煮沸，放入黑米，继续煮沸后，加入红枣，改用小火煮 30 分钟至黏稠时，再加入枸杞子继续煮 5 分钟，用白糖调味即可。

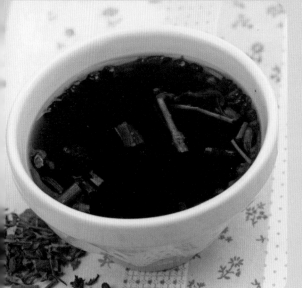

桑葚养发茶

材料 桑葚干品 6 克，女贞子干品、墨旱莲干品各 3 克。

做法 将所有材料一起放入杯中，冲入沸水，盖盖子闷泡约 8 分钟后饮用。

功效 桑葚、女贞子均有补肝益肾的功效。桑葚含有多种维生素，尤其含有丰富的磷和铁，能益肾补血，使人面色红润，头发乌黑亮丽。《本草正义》认为墨旱莲"入肾补阴而生长毛发"，这是一款全面调理养护头发的茶饮。

坚果当零食，补肾又乌发

坚果，像核桃仁、花生仁、腰果等，都是果实，是植物的精华所在，有很强的补肾作用。我们看核桃仁长得像大脑一样，中医说"肾主骨生髓，脑为髓之海"，肾精充盈了，骨髓、脑子就得到补充了。

❯ 坚果油脂较高，要少量添加

虽然坚果的营养价值很高，但大多数坚果热量高，油脂含量多，例如100克花生仁含有热量563千卡，脂肪44.3克，显然不能摄入太多。根据《中国居民膳食指南（2022）》建议，正常成年人可以每天摄入大豆和坚果25～35克。

❯ 补脑养肾的坚果推荐

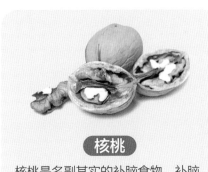

核桃

核桃是名副其实的补脑食物，补脑、健脑是核桃的一大功效。另外，核桃含有的磷脂，能够增加脑细胞活力。

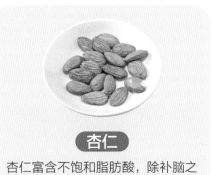

杏仁

杏仁富含不饱和脂肪酸，除补脑之外，还有降气、止咳、平喘、润肠通便的功效。

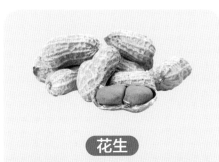

花生

花生富含卵磷脂和脑磷脂，是神经系统所需的重要物质，能延缓脑功能衰退。

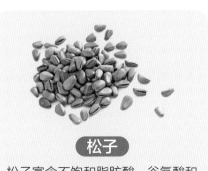

松子

松子富含不饱和脂肪酸、谷氨酸和锰，有很好的健脑作用，可增强记忆力，预防老年痴呆。

敲胆经，让头发变黑

敲胆经可以提高人体的吸收能力，白发的人，头发会逐渐转黑。有些白头发会脱落再长出黑头发，有些就直接转黄，再转黑。

❭ 敲胆经的正确方法

胆经是一条从头到脚的经络。人体大多数的经络都和其他经络相邻，唯独在大腿外侧的一段，只有一条胆经，而且这段胆经敲打起来最为顺手，建议朋友们每天都敲胆经。

敲胆经比较简单实用的方法是：坐在椅子上，一条腿放在另一条腿上，也就是我们说的"二郎腿"，然后从大腿外侧跟盆骨交接处的环跳穴开始敲（这个地方比较好找，摸一摸那个附近，有一个陷下去的小窝，就是那里），往膝盖的方向敲，一共4下。敲胆经是有穴位位置的，但是初学者摸不准也没关系，平均分布着敲就可以了。

❭ 敲胆经的注意事项

力度：不需要很用力，把手举起来，随势下降敲打就可以了。刚开始敲的部位有酸痛感是正常的，因为人体本身就在努力打通胆经这个通道。

敲打时间：晚上11点至凌晨1点是气血进入胆经的时候，敲胆经不应该在这个时间段进行，对身体不好。利用白天的时间敲胆经是比较安全的做法。

不适合人群：孕妇绝对不能敲，因为不能让孕妇有痛的感觉，否则会对宝宝有影响。老人胆经不要敲得太多，因为容易有不舒服的感觉。

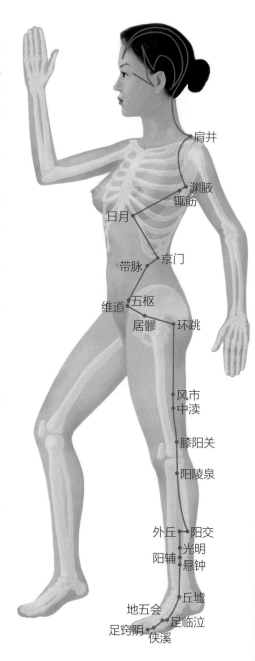
肩井
渊腋
辄筋
日月
带脉
京门
维道
五枢
居髎
环跳
风市
中渎
膝阳关
阳陵泉
外丘
阳交
光明
阳辅
悬钟
丘墟
地五会
足临泣
足窍阴
侠溪

经常按摩头皮，头发更有光泽

有空可用手指肚和手掌轻轻按摩头皮。按摩能使头发柔软，提高新陈代谢，促进头发的生长。按摩的方法是以手指和手掌揉搓或点击、拍打头皮以促进血液循环，增加头发的光泽，但不要用手指甲使劲抓，以免损伤头皮而引发感染。

头皮按摩对血液循环有很好的促进作用，从而使头发得到滋润，使白发重新变黑。每日睡觉前和次日起床后，用双手的指端按摩头皮，自前额经头顶到枕部进行按摩，每次2～4分钟，每分钟按摩30～40次，以后逐步延长到每次5～10分钟。只要长期坚持下去，必然会有效果。

─────────（ 按摩步骤 ）─────────

1 **深呼吸放松：** 拇指放后下颚处，小指放前发际处，深呼吸2~3次放松心情，为按摩做准备。

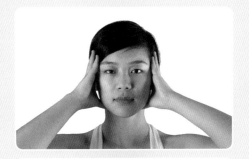

2 **按摩前额发际：** 双手十指上推并按摩，往头顶"有力道"地滑动2~3次。

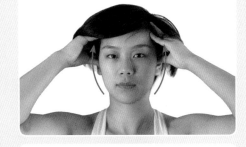

3 **按摩侧头部：** 手指再上推，大拇指放耳朵上面，手指呈"熊爪状"，以拇指为施力点，其他四指在头部侧面划圆按摩，共做3次。在此过程中一定要注意有挪动头皮的感觉。

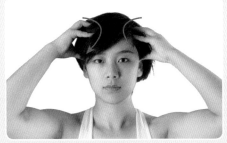

4　**直向按摩头顶：**拇指放太阳穴当施力点，其他四指放头顶两侧处，往后移动头皮3次。

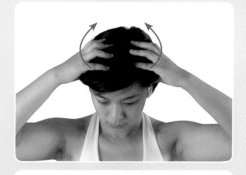

5　**拉发促进血循环：**大把抓起耳朵附近头发，成两撮，以能感到舒服的力道，往斜上方拉。在此按摩过程中有头皮在动的感觉就行，不要用力过大。

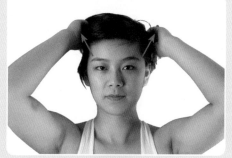

6　**抓捏后脑勺：**手指呈熊爪状，把大拇指放在后脑勺发际线处（像抓住后脑），往上"抓龙"至头顶。

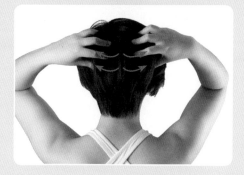

女贞子+墨旱莲茶饮养发

俗话说，人到四十五，好比天过午。随着年龄的老化头发会逐渐变白，因此看见一两根白发不要拔，这是自然老化过程，每个人的遗传基因不同，长白发有早有晚，拔了还会再长。另外，每天掉10根左右的头发是正常代谢的表现，掉了还会长，不必担心。当然，如果在40岁左右就出现白发和每天掉10根以上的头发则是肝肾阴虚的表现，可用女贞子15克、墨旱莲15克水煎后当茶饮，每日1剂，长期服用会有一定效果，能推迟白发的发生年龄和减轻掉发的程度。

不花一分钱，远离耳鸣耳聋

肾开窍于耳

中医认为，人的五官九窍与脏腑是相关联的，例如肝开窍于目，肾开窍于耳。听力的好坏和肾有着密切的关系。

● 肾中精气盈亏，直接影响人的听觉

耳是听觉器官，人体听觉功能的正常与否，与肾中精气的盈亏有着密切关系。一个人的肾中精气不足，"耳失所养"，则可出现耳鸣、听力减退，甚至耳聋等问题。

● 老年人为什么会听力下降而出现耳聋

我们的耳窍需要肾精的滋养，如果肾精不足，耳窍得不到充分滋养，听力就会下降。老年人为什么会听力下降而出现耳聋的症状呢？就是因为肾气虚了，耳窍得不到营养。所以，调治老年性听力下降、耳聋，需要从补肾着手。

● 摩耳健肾，预防耳聋

按摩耳部穴位，能够疏通经络气血，调整脏腑功能。另外，按摩耳朵，还具有提神、醒脑、聪耳、增强记忆力的功效。

小贴士

偏方改善耳鸣耳聋

当归、女贞子各 15 克，黑豆、红糖各 30 克。先把当归、女贞子、黑豆洗干净，放进锅里加水适量，再放点红糖，开小火煎大约 25 分钟，把药汁倒出来，趁热服下。每天早晚服用 2 次，对肾阴虚耳鸣（兼见口咽发干、五心烦热、盗汗、腰膝酸痛、舌红苔薄、脉细数等）有一定的改善作用。

拉耳就能把肾养

中医认为：肾主藏精，开窍于耳。也就是说，在耳部，分布着很多能强肾补肾、医治肾脏疾病的穴位，所以经常按摩耳朵可以起到健肾养身的作用。下面教大家几种拉耳的小方法，按照这些方法，一天按摩 3~5 分钟就能使我们肾气充足，耳聪目明。

───────（ 操作方法 ）───────

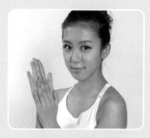

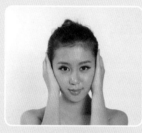

全耳按摩

功效： 可疏通经络，对肾脏及全身器官都能起到保健作用。

1　将双手掌心搓热，向后按摩双耳正面。

2　再向前按摩双耳背面，如此数次。

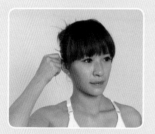

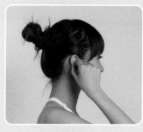

手摩耳轮

功效： 此法有健脑、强肾、聪耳之功效，能防治阳痿、便秘、腰腿痛等病症。

1　用拇指、食指捏住耳轮。

2　来回推擦，直至耳轮充血发热。

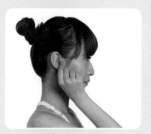

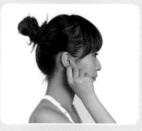

搓弹双耳

功效： 可以促进耳朵血液循环，壮耳护腰。

1　两手捏住耳垂，搓摩至发热发红。

2　然后再揪住耳垂下拉，放手让耳垂弹回，每天数次。

鸣天鼓，健脑聪耳一举多得

鸣天鼓是我国流传已久的保健按摩方法。该法最早见于道士邱处机的《颐身集》。在后世的《河间六书》《圣济总录》等书籍中也都有相关的记载。

中医认为，肾开窍于耳，耳通于脑，脑为髓之海，肾虚则髓海不足，易致头晕、耳鸣。弹脑时掩耳和叩击的动作可对耳产生刺激，因此可起到调补肾元、强本固肾之效，对头晕、健忘、耳鸣等肾虚症状有预防和康复作用。补益肾气还有利于延缓衰老、延年益寿。此外，叩击脑后穴位，如"玉枕""风池"等，可起到防治头痛、眩晕、后脖子僵痛、中风、口眼㖞斜等作用。

❯ 具体方法

1. 两手掌心搓热后，紧按两耳外耳道。

2. 用两手的食指、中指、无名指分别轻敲脑后枕骨，发出的声音如同击鼓，古人称作"鸣天鼓"。

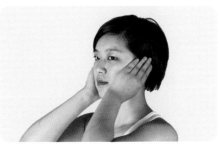

❯ 保健功效

鸣天鼓活跃肾脏，具有护肝、明目、强肾的功效，特别适合于肝肾阴虚的老人使用。

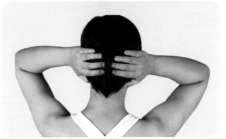

小贴士

鸣天鼓注意事项

1. 鸣天鼓可以在早晨起床前、晚上临睡前进行，在床上盘腿静坐，依法练习，不要说话，不要分心。每天练习，长期坚持。

2. 操作时要注意，叩击动作的轻重，要视自身耳部所能承受的程度而定，不能一味追求力度，否则容易造成耳部不适或意外伤害的发生。患中耳炎或鼓膜穿孔的人不能弹脑。

点穴按摩，眼不花耳不聋有秘诀

按压听宫穴

快速取穴：耳屏正中的前方，张开嘴巴时的凹陷处即是听宫穴。

取穴原理：加速内耳血液循环，促进气血运行，维持内耳血液及神经的正常功能。

按摩方法：微微张嘴，用食指或中指指腹缓缓用力按压听宫穴1～3分钟。

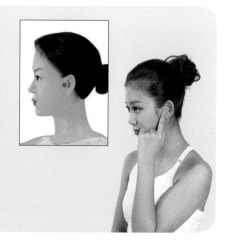

按压听会穴

快速取穴：在耳屏下缘前方，张嘴时的凹陷处即是听会穴。

取穴原理：疏通耳朵的气血运行，改善耳鸣和听力下降的症状。

按摩方法：微微张嘴，用食指指腹缓缓用力按压听会穴1～3分钟。

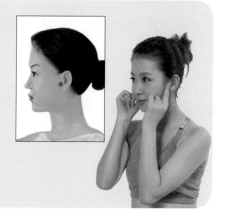

按揉翳风穴

快速取穴：头部偏向一侧，将耳垂下压，其所覆盖范围中的凹陷处即是翳风穴。

取穴原理：促进耳内血液循环，刺激听神经，缓解耳鸣、耳痛等症状。

按摩方法：用食指指腹缓缓用力按揉翳风穴1～3分钟。

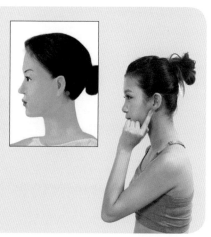

治肾虚耳鸣，必找养肾方

中医认为，耳鸣与脾、肾两脏虚衰有密切关系。脾虚下陷，清阳不升，肾虚精脱，耳窍失养，均可引起耳鸣。故中医调理耳鸣常采用"益气补肾"之法。除了肾虚以外，风热侵袭、肝火上扰、痰火郁结、气滞血瘀、气血亏虚等不同的原因都可以引起耳鸣。因此，需要仔细加以分辨，采取针对性的治疗措施。

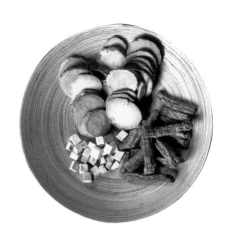

❱ 预防胜于治疗

避免噪声污染： 在高强度噪声环境中工作的人尤其要注意防护，如佩戴防护耳罩、耳塞等。此外，不要长时间、大音量地使用随身听耳机。

避免精神紧张和疲劳： 长期处于精神高度紧张或身体疲劳状态，均易使耳鸣加重，因此适当调整工作节奏是有益的。

合理用药： 耳鸣患者因为其他疾病就诊时，不要忘记告诉医师自己患有耳鸣。因为有些药物会使你已有的耳鸣症状加剧。

改变不良生活习惯： 咖啡因和酒精常使耳鸣症状加重；吸烟可以使血氧下降，而内耳毛细胞又是一种对氧极其敏感的细胞，所以缺氧会对毛细胞造成损害。平时要注意少吃肥腻、甜食，以防积滞成痰，加重病情。肾虚耳鸣者，尤其要减少温燥食物的摄入量。

常吃有活血作用的食物： 活血化瘀的食物能扩张血管，改善血液黏稠度，有利于保持耳部小血管的正常微循环。可常食用黑木耳、韭菜、红葡萄酒、黄酒等。

❱ 治肾虚耳鸣验方

验方一

党参30克，黑胡椒10克（布包），白鸽1只（去毛及内脏），加清水适量，稍加盐，以小火炖熟，食肉喝汤，连服5~7天。本方适用于肾阳虚、中气下陷所引起的耳鸣。

验方二

女贞子20克，墨旱莲15克，桑葚10克，共水煎，分2次服用，每日1剂，连用半个月为1疗程。本方适用于肝肾阴虚所致的耳鸣及耳聋。

耳聋从肾调事半功倍

中医认为，肾开窍于耳。肾精充足，则听力正常；肾精不足，则听力下降，故耳聋当以补肾益精为治。

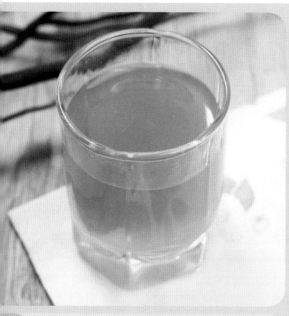

聪耳酒

材料 核桃肉 60 克，五味子 40 克，白酒 1000 毫升，蜂蜜 30 克。

做法

1 将核桃肉、五味子捣碎，浸入白酒坛中，密封存储。

2 隔日振摇 1 次，10 日后过滤，调入蜂蜜，搅匀，放入瓶中备用。

3 随量饮用，以不醉为度，每日1~2 次。

功效 滋阴补肾，聪耳止遗。

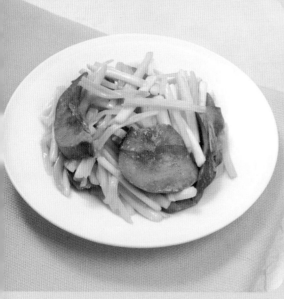

猪肾炒韭黄

材料 猪肾 1 个，韭黄 100 克，盐、姜、味精各适量。

做法

1 猪肾洗净，切成薄片；韭黄洗净，切成小段；姜切丝。

2 锅置火上，放入适量油，油八成热时，放入猪肾，炒透后放入韭黄、姜丝。

3 韭黄熟后，加盐、味精调味即成。

功效 补肾强腰，适用于肾虚腰痛、慢性腰肌劳损、老人肾虚耳鸣、肾虚遗精等病症。

第五章

16种特效食材，厨房自有补肾「良药」

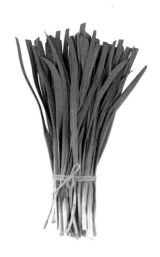

性味归经 • 性温，味辛，归
肝、胃、肾经

推荐用量 • 每天 100 克

韭菜

补肾壮阳的 "起阳草"

在中医里，韭菜有一个很响亮的名字——"起阳草"，因为它具有温补肝肾、助阳固精的作用，对中老年人性功能衰退、性器官萎缩等有温壮滋润的作用。中医习惯以韭菜调理肾阳不足引起的阳痿、早泄、遗精、遗尿或小便频数清长、女子白带增多、腰膝冷痛等病症。

春吃韭菜养阳

中医认为，春夏宜养阳。"正月葱，二月韭"，每年农历二月是吃韭菜的黄金时节。这时的韭菜不但最鲜嫩，营养也最高。韭菜不但能促进食欲、杀菌消炎，春天多吃些还能祛阴散寒，起到养肝助阳的作用。

喝酒时吃韭菜当心伤阳

鸡蛋炒韭菜，加上一碟花生米，来上几口小酒，很多男人就好这口。殊不知，这样的搭配不但起不到 "壮阳助性" 的效果，吃多了还会伤及脾胃阳气。《本草纲目》中说："韭菜多食则神昏目暗，酒后尤忌。"

强肾健体搭配

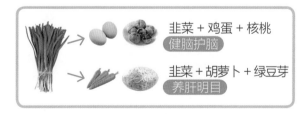

韭菜 + 鸡蛋 + 核桃
健脑护脑

韭菜 + 胡萝卜 + 绿豆芽
养肝明目

养肾小妙方

❶ 将韭菜子 10 克研细末，先将 100 克粳米加水煮沸，待熟时，加入韭菜子、精盐，同煮成稀粥。每日 1 剂，可补肾壮阳，固精止遗。

❷ 将 10 克左右的韭菜子粉放入半小杯温开水中，摇匀后喝下，早、中、晚各 1 次，饭前饭后均可。对于肾气不固所致的遗精、尿频、遗尿、带下清稀均有效果。

补肾食疗方

韭菜摊鸡蛋 补肾温阳

材料 韭菜 150 克，鸡蛋 3 个。

调料 盐 3 克、植物油适量。

做法

1 将韭菜择洗干净，切段；鸡蛋打成蛋液。

2 将韭菜段放入蛋液，加盐搅匀。

3 锅置火上，倒油烧至五成热，将韭菜鸡蛋液倒入，摊至熟即可。

功效 韭菜和鸡蛋一起食用，可以起到补肾、行气、止痛的作用，对调理阳痿、尿频、肾虚、痔疮及胃病也有一定效果。

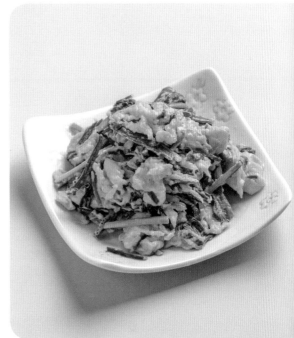

韭菜炒羊肝 肝肾同补

材料 韭菜 150 克，羊肝 120 克，胡萝卜 50 克。

调料 姜丝、盐、黄酒、植物油各适量。

做法

1 韭菜、胡萝卜洗净后切成 5 厘米长的段备用，羊肝洗净切成薄片备用。

2 油锅烧热，先下入姜丝爆香，再下入羊肝片和黄酒炒匀，最后放韭菜段、胡萝卜段和盐，急炒至熟。

功效 本方具有补肾壮阳、生精补血、养肝明目的功效。

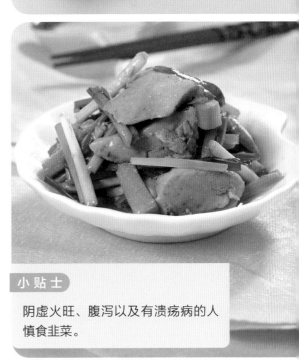

小 贴 士

阴虚火旺、腹泻以及有溃疡病的人慎食韭菜。

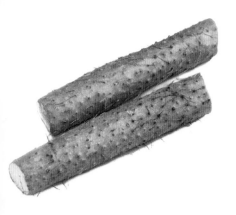

山药

亦食亦药，益肾填精

中医认为，山药色白入肺，味甘补脾，汁液黏滑益肾，可同时作用于肺、脾、肾三脏，具有补肺、健脾、固肾、益精的功效。可用来调理慢性肠胃炎、肺虚咳嗽、脾虚久泻、肾气不足等病症。山药所含的黏蛋白，对心血管有好处。山药热量低，是助消化、降血糖、预防肥胖的佳品。

性味归经 • 性平，味甘，归肺、脾、肾经

推荐用量 • 每天 80 克

山药既补肾阴又补肾阳

山药性味平和，既能补阳以强健脏腑功能，又能补阴以充养物质基础，对于肾阴虚以及肾阳虚的人都适合食用，是补肾最佳选择。而且，它扶正而不会恋邪，在病邪存在之时也可使用。

山药久烹营养易流失

山药烹调的时间最好不要过长，因为久煮容易使淀粉酶遭到破坏，降低其健脾、助消化的功效，还可能破坏其他不耐热或不耐久煮的营养成分，造成营养流失。

强肾健体搭配

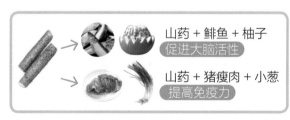

山药 + 鲑鱼 + 柚子
促进大脑活性

山药 + 猪瘦肉 + 小葱
提高免疫力

养肾小妙方

❶ 鲜山药片、姜黄片各 7 克，蜂蜜少许。山药片和姜黄片捣成糊，用蜂蜜调匀。此方能够促进皮肤血液循环，外敷于颈椎疼痛处有通肾气、活络止痛、祛风散寒的功效。

❷ 鲜山药 100~200克洗净、去皮、切块，与糯米 100 克，加水同煮成粥即可。山药糯米粥可健脾、益肾、补肺。

补肾食疗方

山药乌鸡汤 补肝肾

材料 乌鸡1只，山药100克，枸杞子5克，红枣7枚。

调料 盐3克，葱段5克，姜片5克。

做法

1 山药去皮洗净，切块；乌鸡宰杀去内脏，洗净，焯烫后捞出，冲洗干净；枸杞子、红枣洗净。

2 煲锅内加适量清水煮沸，放入乌鸡、姜片、红枣、葱段，大火煮沸后改小火煲约1小时，加山药块、枸杞子、盐续煲5分钟即可。

功效 乌鸡有补肝肾、益气血、退虚热的功效；山药可增强人体免疫力。

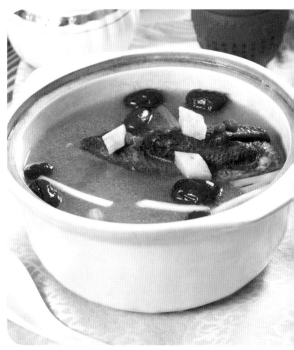

加味山药粥 补肾固精

材料 干山药片、芡实各30克，莲肉15克，糯米50克。

调料 白糖适量。

做法

1 糯米淘洗干净，倒入锅中，加适量水、山药片、芡实、莲肉，大火煮开。

2 转小火，继续熬煮，待粥煮熟后，加适量白糖调味即可。

功效 此粥能补脾利胃、补肾固精、滋阴养肺，适用于肾虚遗精、脾虚、气血不足的患者经常食用。

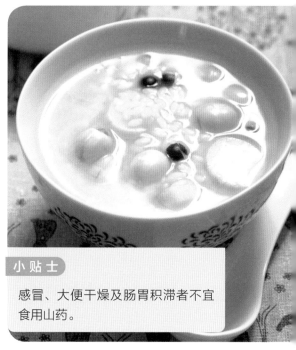

小贴士

感冒、大便干燥及肠胃积滞者不宜食用山药。

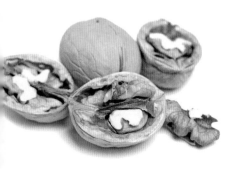

核桃

生吃补脑，熟吃补肾

核桃又名胡桃，与扁桃、腰果、榛子一起，并列为世界四大干果。《神农本草经》将核桃列为久服轻身益气、延年益寿的上品。核桃营养丰富，被誉为"长寿果"。

性味归经 • 性温，味甘，归肾、肺、大肠经

推荐用量 • 每天 20~30 克

养肾小妙方

❶ 核桃仁 100 克，去皮。锅内放少量水及白糖，熬成浓汁，投入核桃肉，拌炒。换锅将香油加热，投入粘满糖汁的核桃肉，小火炸至表面金黄色即可。可以辅助调理阳痿。

❷ 核桃仁 300 克，枸杞子、女贞子各 150 克，炒莲子 200 克，炒大枣 50 克，上 5 味加入低度白酒浸泡，每天搅动一次，半个月后加蜂蜜。每天适量饮用，可调理因肾精亏虚引起的失眠健忘、头晕耳鸣等病症。

熟吃核桃补肾阳

熟吃核桃温补肾阳作用会更强，一天三餐都可。早餐用核桃粉冲一杯糊喝，或加入牛奶中，味道很不错；午餐做个韭菜炒核桃；晚餐煲一锅杜仲核桃猪腰汤，或者在煮粥时加几颗核桃仁，简单方便，养生效果明显。

食用过多致胆固醇升高

核桃不宜过多食用，因为核桃含有较多的脂肪，如果无法充分利用，就会被人体作为胆固醇储存起来，从而损害健康。而且加热后，核桃中的少部分不饱和脂肪酸会被氧化，吃多了会引起血脂升高，所以食用核桃要适量。

强肾健体搭配

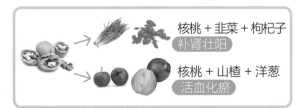

核桃 + 韭菜 + 枸杞子
补肾壮阳

核桃 + 山楂 + 洋葱
活血化瘀

补肾食疗方

琥珀核桃 补肾固精

材料 核桃仁 300 克，白糖 150 克。

调料 盐、油各适量。

做法

1 将核桃仁放入水中，撒入少量盐，浸泡 10 分钟，洗净。

2 锅置火上，放入白糖及少量水，熬至糖汁浓稠时，投入核桃仁，拌炒，使糖汁包裹在核桃仁上。

3 换锅，倒入适量油，加热后，投入核桃仁，用小火炸至表面金黄色，捞出，凉凉后，即可食用。

功效 适用于老年人肺肾阳虚气弱、阳痿、遗精、小便频数等病症。

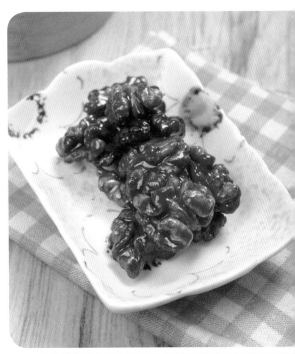

核桃仁炒韭菜 补肾壮阳

材料 韭菜 250 克，核桃仁 60 克。

调料 香油、盐各适量。

做法

1 韭菜洗净，切成 3 厘米长段备用。

2 核桃仁冲洗干净，沥干。

3 锅内倒入香油，烧至六成热，放入核桃仁炒至表面色金黄，再下入韭菜一起翻炒，加盐炒匀即可。

功效 韭菜和核桃仁均有补阳益肾的功效。

小贴士

核桃易生痰，不适宜咳嗽、咳痰和感冒患者食用。

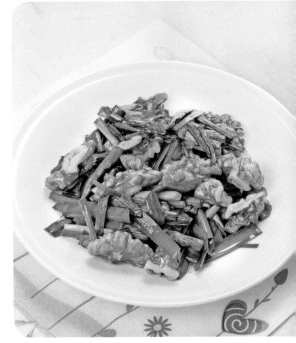

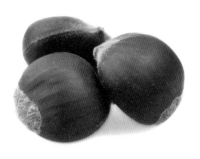

板栗
补肾壮腰的佳品

《本草纲目》中指出："栗治肾虚，腰腿无力，能通肾益气，厚肠胃也。"而唐代的孙思邈也曾说："栗，肾之果也，肾病宜食之。"板栗能补脾健胃、补肾强筋、活血止血，对肾虚有良好疗效，被称为"肾之果"。

性味归经 • 性温，味甘、平，归脾、胃、肾经

推荐用量 • 每天 250 克

生吃板栗可养肾

孙思邈在《备急千金要方·食治》中说："生食之，甚治腰脚不遂。"最好是每天早晨和晚上，把新鲜板栗放在口中细细咀嚼，直到满口白浆，慢慢吞咽下去，有很好的补益作用，可有效预防和改善肾虚、腰酸腿痛等病症。

板栗一次食用不宜过量

板栗一次不宜吃得过多，不然会出现胃肠饱胀的不适感，而且板栗含淀粉较多，饭后吃容易导致摄入过多热量，增加肥胖的概率。最好在两餐之间把板栗当成零食，或做在饭菜里吃，而不要在饭后大量吃。

强肾健体搭配

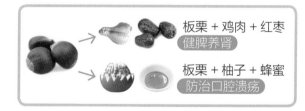

板栗 + 鸡肉 + 红枣
健脾养肾

板栗 + 柚子 + 蜂蜜
防治口腔溃疡

养肾小妙方

❶ 板栗 30 克，红枣 10 枚，山药 15 克，生姜 6 克，大米 100 克。把所有食材处理好后，放入锅中加水煮成稀粥食用，可益肾、养脾胃。

❷ 板栗 8 枚去壳、去皮，加水煮沸后，放入红糖适量，煮熟后吃板栗喝汤，每晚睡前服食，连食 2～4 周，可健脾补肾，适用于病后体虚、四肢酸软无力。

补肾食疗方

板栗焖仔鸡 `补肝肾|强体力`

材料 仔鸡1只（约400克），板栗
100克。

调料 葱花、姜片、花椒粉、酱油、
料酒、白糖、盐、植物油各
适量。

做法

1 仔鸡洗净、斩块，氽透后捞出；
板栗洗净、煮熟、取肉。

2 炒锅内倒入植物油，烧至七成热，
加葱花、姜片和花椒粉炒香。

3 倒入鸡块和板栗肉翻炒均匀，加
酱油、料酒、白糖和适量清水大
火煮沸，转小火焖至鸡块熟透，
用盐调味即可。

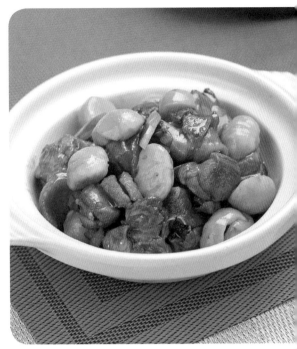

果酱板栗饼 `益精固肾`

材料 板栗肉250克，果酱80克，
精面粉150克，芡实50克。

调料 白糖200克，奶粉50克，鸡
蛋2个，菜油适量。

做法

1 将板栗肉和芡实碾成粉，放入盆
中，打入鸡蛋，放入白糖、精面
粉、奶粉、水以及50毫升菜油，
搅拌均匀，做成一个个直径3厘
米左右的板栗圆饼。

2 锅置火上，倒入足量菜油，待其
烧至七成热后，分批放入板栗饼，
炸至表面金黄色浮起后捞出，配
以果酱即可食用。

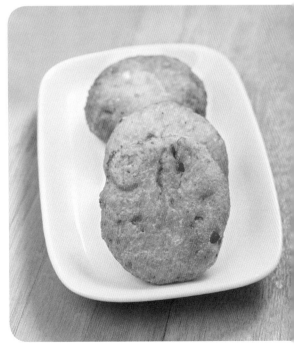

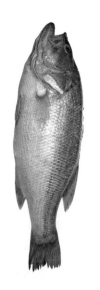

性味归经 • 性平，味甘，归脾、胃、肝、肾经

推荐用量 • 每日 150 克

鲈鱼

健脾又补肾

鲈鱼具有补肝肾、益脾胃、化痰止咳的作用。《嘉佑本草》说鲈鱼"补五脏，益筋骨，和肠胃，治水气"，《本草衍义》中记载，鲈鱼"益肝肾"，可用于调理肝肾不足。鲈鱼还富含蛋白质、磷、铁、维生素 B_2、烟酸、维生素 A 等，有很好的滋补作用，对消化不良、水肿、女性胎动不安、小孩百日咳以及脾虚泻痢，有很好的调理效果。

秋末冬初的鲈鱼最养肾

鲈鱼富含蛋白质、维生素 A、B 族维生素、钙、镁、锌、硒等营养元素，具有补肝肾、益脾胃、化痰止咳之效，对肝肾不足的人有很好的补益作用，尤其是秋末冬初，成熟的鲈鱼特别肥美，鱼体内积累的营养物质也最丰富，所以是吃鱼的最好时令。

鲈鱼遇高温会破坏 DHA

鲈鱼不要高温油炸，因为这会大大破坏其所含的 DHA。鲈鱼忌与牛羊油、奶酪和中药荆芥同食，因为会影响营养物质的吸收。

强肾健体搭配

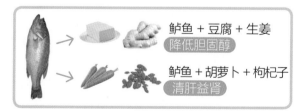

鲈鱼 + 豆腐 + 生姜
降低胆固醇

鲈鱼 + 胡萝卜 + 枸杞子
清肝益肾

养肾小妙方

鲈鱼 1 条，干怀山药 20 克，干百合 15 克，枸杞子少许，一起炖汤，能够安神补脑、健脾利胃、补肾益精，经常适量食用对肾脏有很好的补益功效。

补肾食疗方

葱油烧鲈鱼 `补脾肾|助消化`

材料　鲈鱼1条，胡萝卜15克。

调料　姜片、葱花、料酒、盐、酱油、香油各适量。

做法

1 将鲈鱼去杂，洗净，在背上用刀斜切几刀，放入盘中，均匀地撒上少许盐；胡萝卜洗净，切丝。

2 将姜片、葱花、胡萝卜丝放入装鲈鱼的盘中，倒入酱油、料酒。

3 蒸锅加水，大火烧开，放入鲈鱼，蒸10分钟，鱼熟后立即取出，拣出葱姜，重新撒葱花；起油锅，烧开香油，均匀淋在鱼身上即可。

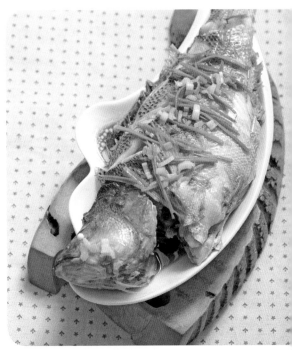

鲈鱼汤 `健脾补肾`

材料　鲈鱼500克，红枣10克，枸杞子5克。

调料　葱花、姜末、盐各适量。

做法

1 鲈鱼收拾干净，洗净；红枣、枸杞子分别洗净。

2 将鲈鱼放入锅中，加入适量清水和姜末、葱花、红枣、枸杞子，大火煮沸，转小火炖煮至鱼肉熟烂，加盐调味即可。

功效　鲈鱼含丰富的蛋白质、铁质、钙质，以及各类维生素，加入补血的红枣和滋阴的枸杞子炖汤食用，不仅味道鲜美，而且热量低，易于消化。

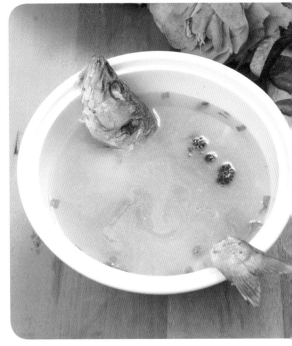

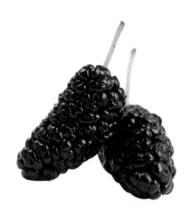

桑葚

滋阴补肾的"民间圣果"

桑葚又称桑果、桑枣，性寒，味甘、酸，有补肝、益肾、滋阴之功，具有滋补肝肾、养血祛风、生津止渴、润肠通便、驻容颜、抗衰老的作用。肾虚之人，尤其是肾阴不足者，食之最宜。现代医学认为，桑葚含有丰富的活性蛋白，具有增强免疫力的功效。

性味归经 • 性寒，味甘、酸，归肝、肾经

推荐用量 • 每天9~15克

冬季食桑葚等黑色食物更养肾

"万物藏，肾气水旺"，冬季时节，养"藏"而固肾气，冬天补肾最合时宜。而黑色独入肾经，食用桑葚、黑芝麻、黑米、黑豆等黑色食品，能够益肾强肾，增强人体免疫功能，延缓衰老。

桑葚性寒，多食易伤胃

很多人将桑葚晒成干后食用，但是要注意，食用干桑葚不能贪多，而且应在饭后吃，因为桑葚性甘寒，吃多了会影响脾胃功能，尤其对于胃口本来就不好的人，干桑葚吃多了会影响食欲。

强肾健体搭配

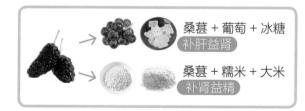

桑葚 + 葡萄 + 冰糖 补肝益肾

桑葚 + 糯米 + 大米 补肾益精

养肾小妙方

❶ 桑葚膏：用桑葚煎制而成。每次服9~15克（约1羹匙），每天2次。可用于肝肾阴虚，头晕眼花，头发早白，大便秘结等病症。

❷ 桑葚女贞子汤：桑葚干品6克，女贞子干品、墨旱莲干品各3克。将所有材料一齐放入杯中，冲入沸水，盖盖子闷泡8分钟后即可饮用。

补肾食疗方

桑葚猪肝粥 `补肝益肾`

材料 大米、猪肝各 100 克，桑葚 15 克。

调料 盐适量。

做法

1 大米淘洗干净，用冷水浸泡半小时，捞出，沥干水分；桑葚洗净，去杂质；猪肝洗净，切成薄片。

2 大米放入锅内，加入约 1000 毫升冷水，置大火上烧沸，撇去浮沫，再加入桑葚和猪肝片，改用小火慢慢熬煮，见大米熟烂时，下入盐拌匀，再稍焖片刻即可。

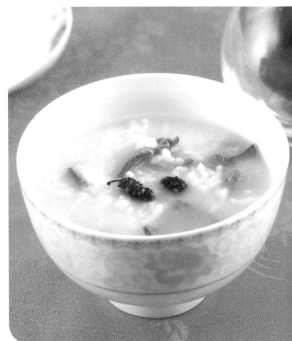

桑葚葡萄乌梅汁 `补肾乌发`

材料 桑葚、葡萄各 100 克，乌梅 50 克。

调料 蜂蜜适量。

做法

1 桑葚洗净；葡萄洗净，去子，切碎；乌梅洗净，去核，切碎。

2 将上述食材一同放入榨汁机中，加入适量凉白开搅打成汁后倒入杯中，加入蜂蜜调匀即可。

功效 这道果蔬汁均用黑色水果打制，富含蛋白质、维生素 C、铁、维生素 E 等，有补肾养血、乌发润发的功效。

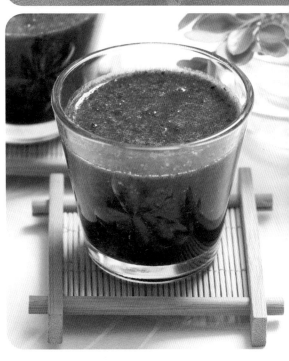

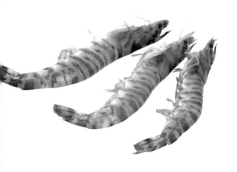

虾

补肾壮阳，抗早衰

中医认为，虾具有补肾壮阳、滋补益气、抗早衰的功效，可改善阳痿体倦、腰痛、腿软、失眠不寐等病症。现代营养学认为，虾的营养价值极高，含有丰富的蛋白质及钙、磷、铁等多种矿物质，还含有大量的荷尔蒙，尤其适合男性食用。

性味归经 • 性微温，味甘，归肝、肾经

推荐用量 • 每天 30~50 克

虾与茴香同食养肾阳

虾有补肾壮阳、化痰开胃的功效。《食物中药与便方》中有一个调理肾阳虚，腰脚痿弱无力的药方：小茴香 30 克，炒研末，生虾肉 90 ~ 120 克，与茴香末捣和为丸，黄酒送服，每服 3~6 克，每日 2 次。

吃虾不注意会伤肠胃

虾背上的虾线是虾未排泄完的废物，食用时应去掉。食用海虾时，最好不要饮用大量啤酒，否则会产生过多的尿酸，从而引发痛风。另外，虾含钙较多，如果与含有鞣酸的水果，如葡萄、石榴、山楂、柿子等同食，不仅会降低蛋白质的营养价值，而且鞣酸和钙结合形成鞣酸钙后会刺激肠胃，引起人体不适。所以，吃海鲜应间隔 2 小时后再吃水果。

养肾小妙方

❶ 虾 300 克，葱白、姜、盐、花椒、黄酒各适量，煮食，适用因肾虚所致的性欲减退、腰膝酸软、体虚乏力等病症。

❷ 民间常用生虾 60 克放在半杯黄酒中，煮沸后吃虾喝酒，每日 1 次，连服半个月，用于肾虚阳痿。

强肾健体搭配

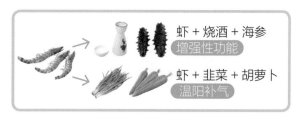

虾 + 烧酒 + 海参
增强性功能

虾 + 韭菜 + 胡萝卜
温阳补气

补肾食疗方

韭菜虾仁粥 `补阳气｜强筋骨`

材料 大米 100 克，虾仁 50 克，韭菜 30 克。

调料 鸡汤、盐各适量。

做法

1 韭菜洗净，切小段；虾仁去掉虾线，洗净、焯水、切碎；大米淘洗干净。

2 锅置火上，倒入鸡汤和适量清水烧开，加大米大火煮沸，转小火熬煮至黏稠。

3 把虾仁放入粥中，略煮片刻后倒入韭菜段，再加盐调味即可。

功效 韭菜能养肝护肝、补肾壮阳；虾仁可补阳气、强筋骨。

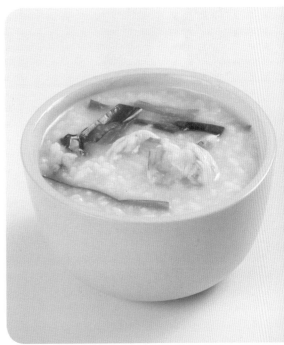

虾仁炒豆腐 `补钙强肾`

材料 豆腐 150 克，虾仁 100 克。

调料 葱花、姜末、植物油、料酒、酱油、淀粉、盐、鸡精各适量。

做法

1 虾仁洗净，用料酒、姜末、酱油及淀粉腌渍；豆腐洗干净，切小方丁。

2 锅内加油烧热，倒入虾仁，用大火快炒几下，将豆腐放入继续翻炒 5 分钟，加入盐、鸡精炒匀，撒上葱花即可。

功效 温肾壮阳，强筋健骨。

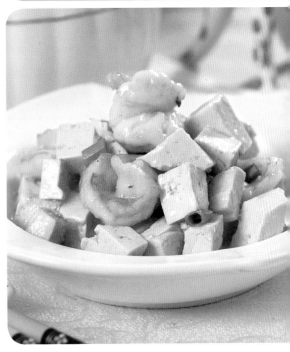

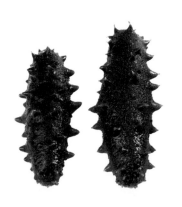

性味归经 • 性微温，味甘，归肝、肾经

推荐用量 • 每天 30~50 克

海参

补肾气，益精血

海参有补肾益精、除湿壮阳、养血润燥、通便利尿、美颜乌发的作用，为肾阴肾阳双补之品。《随息居饮食谱》中说："海参能滋阴补血，健阳润燥，调经养胎利产。"《本草从新》中述其"补肾益精，壮阳疗痿"。故凡肾虚之人，皆宜食之。

海参清炖、煮粥最补脑养肾

海参能改善脑、性腺的神经传导功能，延缓性腺衰老，提高人体免疫力。常食可延缓衰老、消除疲劳，还可降低血液黏稠度及血脂，对高血压、血脂异常和冠心病患者尤为适宜。海参常用来清炖或煮粥，这样能保证海参中所含有的营养不易流失。

海参与水果同食会伤身

海参中含有丰富的蛋白质和钙等营养成分，而葡萄、柿子、山楂、石榴、青果等水果含有较多的鞣酸，如果与海参同时食用，其中的鞣酸导致蛋白凝固，会影响消化吸收，引起腹部不适。因此，吃海参后不能立即食用水果，需要等待一段时间。

强肾健体搭配

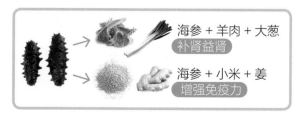

海参 + 羊肉 + 大葱
补肾益肾

海参 + 小米 + 姜
增强免疫力

养肾小妙方

小米海参粥：海参 30 克，小米 60 克，葱段、姜片各适量，同熬成粥，加盐调味即可。小米搭配海参一起煮粥，可滋养肾气、除湿壮阳、利小便，适合营养不良、精力不足、失眠的人食用。

补肾食疗方

党参枸杞焖海参 `强肾补脑`

材料 水发海参300克，党参、枸杞子各10克。

调料 植物油、葱段、酱油、料酒、盐、淀粉各适量。

做法

1 将发好的海参顺直切，大的切3块，小的切两块，切好后用开水烫一下，捞出晾干待用。

2 党参切片，水煎取浓缩药汁15毫升；枸杞子洗净，放小碗内，蒸熟待用。

3 锅内倒油，加入葱段炸香，放入海参，加料酒、盐、酱油拌炒片刻，放入蒸熟的党参和枸杞子浓汁，调好口味，加入淀粉勾芡即可。

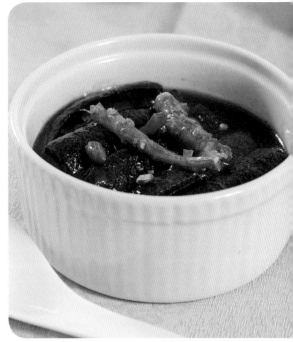

海参羊肉汤 `补肾益精`

材料 水发海参20克，羊肉100克。

调料 生姜末、葱段、胡椒末、盐各适量。

做法

1 海参用温水泡软后，剪开参体，除去内脏，洗净，再用开水煮10分钟左右，取出后连同水倒入碗内，泡3个小时；羊肉洗净，焯去血水，切成小块。

2 将羊肉放入锅中，加适量水，小火炖煮，煮至将熟时，将海参切成小块放入同煮，再煮沸15分钟左右，加入生姜末、葱段、胡椒末、盐调味即可。

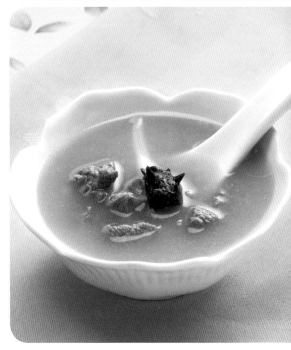

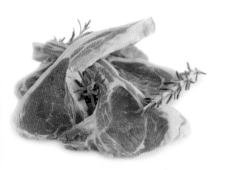

羊肉

壮阳暖肾佳品

《本草拾遗》中将羊肉与人参相提并论，认为它是温补、强身、壮体的肉类上品。现代营养学也证实，羊肉不仅营养丰富，还含有微量性激素，的确有壮阳作用。其实，羊肉有山羊肉、绵羊肉、野羊肉之分。山羊肉是凉性的，可以防止血管硬化；绵羊肉是热性的，可益气补虚、补血助阳、御寒生热，适合冬补。日常生活中我们吃得最多的是绵羊肉。

性味归经 • 性温，味甘，归脾、肾经

推荐用量 • 每天 50 克

冬吃羊肉养肾补阳

羊肉性温，可谓是补元阳、益血气的温热补品，可去湿气、暖心胃。由于羊肉可促进血液循环，祛寒补暖，增强御寒能力，所以尤其适合冬季食用，可以提高身体素质，增强抗病能力。羊肉肉质很细嫩，容易消化，适合清炖、焖煮、煨汤，可放山楂去除羊肉的膻味。

与寒性食物同食会降低温补效果

羊肉忌与西瓜之类的寒性食物同食。因为羊肉性味甘温，而寒性食物属生冷之品，进食后不仅大大降低羊肉的温补作用，而且有碍脾胃运化，不利于消化吸收。

养肾小妙方

豆腐2块，羊肉50克，生姜25克，盐少许。将上述材料煮熟加食盐即可，饮汤食肉及豆腐。对女性肾虚、身体虚弱、月经不调很有帮助。

强肾健体搭配

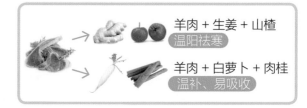

羊肉 + 生姜 + 山楂
温阳祛寒

羊肉 + 白萝卜 + 肉桂
温补、易吸收

补肾食疗方

葱爆羊肉 补阳｜强腰｜健肾

材料 羊肉片 300 克，大葱 150 克。

调料 腌肉料（酱油、料酒各 10 克，
淀粉、花椒粉或胡椒粉各少
许），蒜片、料酒、酱油、醋各
5 克，香油少许，植物油适量。

做法

1 羊肉片洗净，将羊肉和腌肉料拌匀
腌渍 15 分钟。大葱洗净，斜切成段。

2 油锅烧热，爆香蒜片，放入羊肉
片大火翻炒；将葱段入锅，稍翻
炒后先沿着锅边淋下料酒烹香；
然后立刻加入酱油，翻炒一下；
再沿锅边淋醋，滴香油，炒拌均
匀，见大葱断生即可。

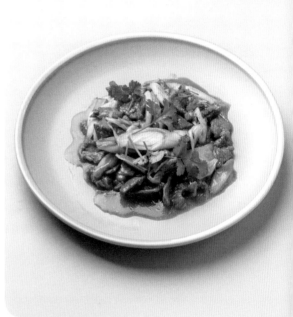

手抓羊肉 补肾温阳

材料 羊肉 500 克。

调料 盐 4 克，姜片 5 克，葱段 5 克。

做法

1 羊肉切大块，用清水冲洗干净，
冷水下锅，大火烧开，撇去浮沫，
加入盐、姜片、葱段。

2 开小火慢炖，待葱快烂时用筷子
夹出，煮至肉软烂后捞出装盘
即可。

功效 这道菜鲜香不腻，是补肾温阳
的好选择。

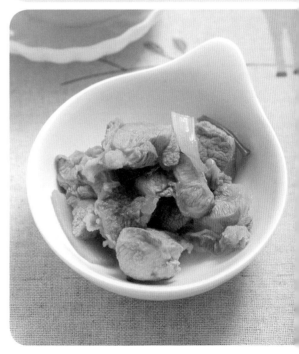

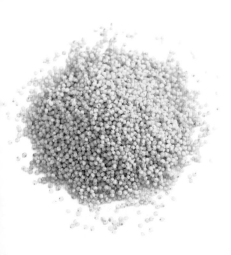

性味归经 • 性凉，味甘、咸，归脾、胃、肾经

推荐用量 • 每天 50~100 克

小米

补元气，益丹田

小米又称粟米、稞子，能补益肾气。明代李时珍说："粟，肾之谷也，肾病宜食之，煮粥食益丹田，补虚损。"小米既养先天之本——肾，又养后天之本——脾胃，为养生保健之佳品。现代营养学认为，小米中的氨基酸主要由谷氨酸、亮氨酸和天冬氨酸组成，消化率较高，民间常作为产妇或病人的滋补品。

小米熬粥食用最养肾

小米作为五谷之首，锌、硒、锰、铜、碘等微量元素含量很丰富，被称为"肾之谷"，略带咸味，尤其是熬粥食用，更有利于吸收。能养先天之本的肾脏，具有益肾气、补元气、益肾安眠的作用，对下焦湿热导致的小便淋漓不尽等有很好的辅助疗效。

虚寒体质吃小米，加块姜

虚寒体质最典型的特征就是怕冷，尤其是气温寒冷的冬季，容易手脚冰凉、背部发冷，这类人群不适合吃小米粥，如果要吃小米粥，记得加上 1 块生姜一起熬粥食用，可有效温补身体，驱寒保暖。

强肾健体搭配

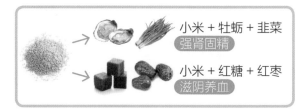

小米 + 牡蛎 + 韭菜
强肾固精

小米 + 红糖 + 红枣
滋阴养血

养肾小妙方

❶ 小米 100 克，红糖适量煮粥食用，可健脾益肾、补中益气。

❷ 小米 100 克，红枣 30 克，红豆 15 克。上述材料煮至烂熟成粥即可，可有效补肾、消肿、利水。

补肾食疗方

花生小米粥 健脾和胃 | 补肾

材料 小米 100 克，花生米 30 克。

做法

1 花生米洗净，用水浸泡 4 小时；小米淘洗干净。

2 锅置火上，加适量清水烧沸，把小米、花生米一同放入锅中，大火煮沸，转小火继续熬煮至粥黏稠即可。

功效 小米可健脾补肾，常吃花生有养血补血、补脾润肺、滋润肌肤的效果。

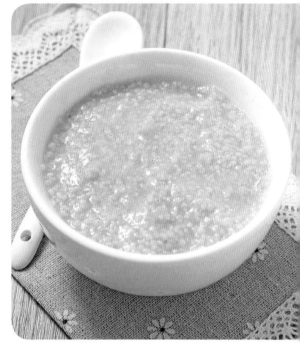

小米牡蛎粥 强肾固精

材料 小米 100 克，牡蛎肉 50 克。
调料 盐 1 克。

做法

1 先将小米洗净；牡蛎肉洗净，用盐水浸泡 20 分钟，捞出备用。

2 锅中倒入清水，将小米倒入水中煮粥。

3 将牡蛎放入小米粥中，继续熬煮，用小火熬一会儿即可。

功效 小米滋养肾气效果佳，牡蛎富含能强肾固精的锌。

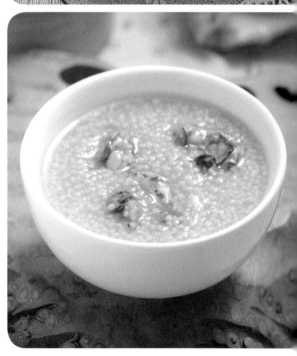

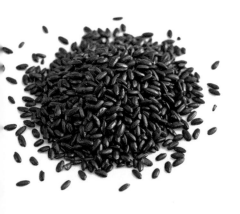

性味归经 • 性温，味甘，归脾、胃经

推荐用量 • 每天 50 克

黑米

补血养肾

黑米是一种药食两用的大米，是中国古老而名贵的水稻品种。黑米外表墨黑，营养丰富，有"黑珍珠"和"世界米中之王"的美誉。用黑米熬制的米粥清香油亮，软糯适口，营养丰富，具有很好的滋补作用，因此被称为"补血米""长寿米"等。

黑米煮烂后食用更营养

黑米不易煮烂，用黑米煮粥一定要煮至软烂再食用，这样大多数的营养素才能溶出。黑米烹调前用水浸泡 4 小时后会很容易煮烂。泡前用冷水淘米，不要揉搓，且泡米水要与米同煮，以保存其中的营养成分。

黑米滋补身体很有效

黑米具有滋阴补肾、益气强身、养精固涩等功效，是抗衰美容、补肾壮阳的滋补佳品。经常食用黑米，对慢性病患者、康复期患者病体康复作用明显；能显著提高人体红细胞和血红蛋白的含量，有利于心血管系统的保健；有利于儿童骨骼和大脑的发育。

强肾健体搭配

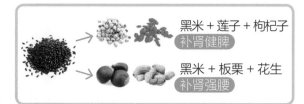

黑米 + 莲子 + 枸杞子
补肾健脾

黑米 + 板栗 + 花生
补肾强腰

养肾小妙方

❶ 取黑米 300 克，淘净，沥干，炒至米粒露出白心，凉凉，密闭存放。食用时，取适量冲入开水，闷 15 分钟，趁温热饮用，有扶正固本的作用，适合肾虚患者服用。

❷ 黑米 50 克，桂圆肉 12 克，红糖适量，黑米与桂圆肉煮成稠粥，调入红糖即成。可以养心安神，补肾益精。

补肾食疗方

黑米面馒头 `补肾健体`

材料 面粉 200 克，黑米粉 60 克。

调料 酵母粉 5 克，水 150 克。

做法

1 面粉和黑米粉拌匀；将酵母溶解在水中，然后慢慢倒入面粉中，直至揉成面团，发酵至原体积的两倍。

2 面团放至案板上揉匀，待内部无明显气孔后，搓成长条，切成数份，每份分别搓圆，制成馒头生坯。

3 将馒头生坯放在打湿后拧干的屉布上，入蒸锅中，盖盖发酵约 20 分钟，开大火，上气后，转中小火蒸15 分钟关火，3 分钟后取出即可。

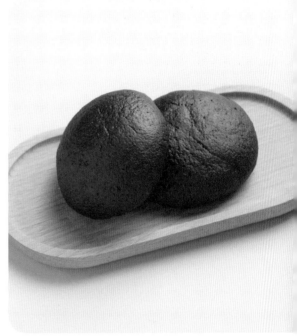

黑米莲子粥 `补肾健脾`

材料 黑米 100 克，莲子 20 克。

调料 冰糖适量。

做法

1 黑米、莲子洗净后浸泡 4 小时。

2 锅中放水，将黑米放入水中，大火烧开后再转小火慢煮 30 分钟。

3 加入莲子煮至黑米和莲子都软烂后，加入适量冰糖即可。

功效 黑米有补肾健脾等功效，肾虚患者可以经常适量食用。

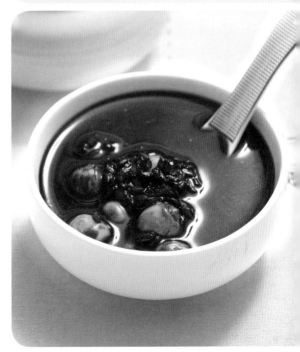

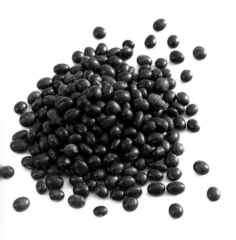

性味归经 • 性平，味甘，归脾、肾经

推荐用量 • 每天60克

黑豆

补肾益气的"肾之谷"

中医认为，黑色属水，水走肾，所以肾虚的人食用黑豆可以祛风除热、调中下气、解毒利尿，有效缓解尿频、腰酸，女性白带异常及下腹部阴冷等症状。《本草纲目》中说："黑豆入肾功多，故能治水、消胀、下气、制风热而活血解毒。"

黑豆与中药同煮益肝肾

中医认为"肝肾同源"，男人养肝先补肾，补肾也能增强肝的生理功能。补肝肾最常用的食物就是黑豆。黑豆的食疗方很多。不过在宫廷秘方里有一种方法叫煮料豆，补肝肾效果很好，即将黑豆和各种滋补肝肾的中药放在一起煮，可以加强柔肝补肾的功效。

醋泡黑豆乌发降压

将黑豆慢火炒熟，充分用陈醋浸泡。每次吃5~6粒，每天3次，细细嚼碎咽下；高血压患者如能将泡过豆的醋喝掉，效果更佳。醋泡黑豆不仅能乌发、降血压，而且对慢性疲劳、视力下降、头晕目眩、肩膀酸痛等也有效。

强肾健体搭配

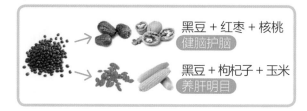

黑豆 + 红枣 + 核桃
健脑护脑

黑豆 + 枸杞子 + 玉米
养肝明目

养肾小妙方

❶ 黑豆米醋糊：黑豆200克，米醋450毫升。黑豆用醋煎煮成糊状。用这种糊染发，每天1次，对调理白发效果良好。

❷ 黑豆牡蛎粥：牡蛎20个，葱末、黑豆、大米各适量，食盐、香油各少许，熬粥食用，具有滋润皮肤、抗衰老、乌发及强肾补精的功效。

补肾食疗方

黑豆红枣乌鸡汤 `补血益肾`

材料 乌鸡1只，黑豆150克，红枣10枚。

调料 盐、姜片各适量。

做法

1 乌鸡去杂、洗净，用沸水焯烫，捞起；黑豆用锅炒至裂开，洗净、晾干；红枣洗净。

2 锅置火上，加清水，大火烧开，加入上3味及姜片，煮沸后用中火煲至汤好，最后加入适量盐调味即可。

功效 黑豆能够滋补肝肾、活血补血，搭配乌鸡一起煲汤，能起到补血益肾、养心安神的良好效果。

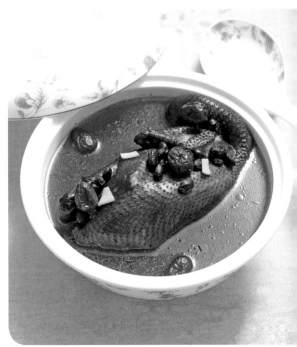

黑芝麻黑米豆浆 `养肾|乌发`

材料 黑豆60克，黑米20克，花生仁、黑芝麻碎各10克。

调料 白糖15克。

做法

1 黑豆泡4小时，洗净；黑米洗净，泡4小时；花生仁洗净。

2 将全部材料一同倒入全自动豆浆机中，加水至上、下水位线之间，煮至豆浆机提示豆浆做好，加白糖调味即可。

功效 养肾、乌发，防治须发早白。

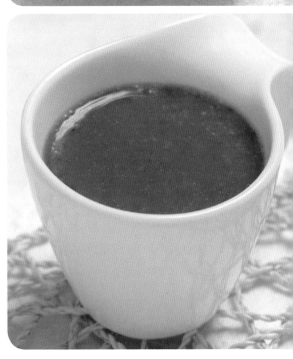

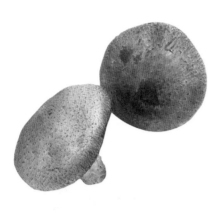

香菇

补肾养肝

香菇，又名香蕈、香菌、冬菇等，味道独特鲜美，香气沁人，营养丰富，为食用菌中的佼佼者，享有"菌中皇后"的美称，为"山珍"之一。经科学测定，香菇是四季可食的美味佳肴，也是中外医疗保健界公认的"健康食品"之一，在美国被誉为"上帝食品"。

性味归经 • 性平，味甘，归脾、胃、肝经
推荐用量 • 每天25克

备孕期男性应多食香菇

香菇富含钙，钙元素对精子的运动、获能、维持透明质酸酶的活性及受精起着举足轻重的作用，若机体缺钙，会使精子运动迟缓，精子顶体蛋白酶的活性降低。备孕期的男士应多摄食香菇等富含钙的食物。

肝脏不好常吃香菇

对于抽烟者或早上起床后口苦，以及肝脏功能不良者，可以常喝香菇做成的汤。乙肝患者若经常食用香菇，可防止病情进一步发展。若将香菇与鸡肉一起炖汤食用，还能增强免疫力，防治流感。

强肾健体搭配

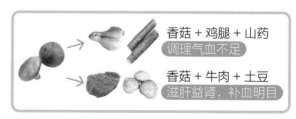

香菇 + 鸡腿 + 山药
调理气血不足

香菇 + 牛肉 + 土豆
滋肝益肾，补血明目

养肾小妙方

❶ 取300克干香菇洗净，放入盛器内，倒入适量的醋，放入冰箱冷藏1个月后取出食用，每日3~4朵。可以降低血液中的胆固醇，减轻肾的负担。

❷ 香菇15克，红枣3枚，大米50克，熬成粥，每天早、晚各吃1次。可以补肾虚、调理尿频。

补肾食疗方

香菇西蓝花 降低胆固醇

材料 鲜香菇、西蓝花各150克。

调料 葱花、盐、植物油各适量。

做法

1 鲜香菇去蒂，洗净，入沸水中焯透，捞出，凉凉，切片；西蓝花洗干净，掰成小朵，入沸水中焯1分钟，捞出。

2 炒锅置火上，倒入适量植物油，待油温烧至七成热，放葱花炒出香味，放入香菇片和西蓝花翻炒均匀，用盐调味即可。

功效 西蓝花含有特殊的芥子油及靛基质等物质，有预防动脉粥样硬化的作用。

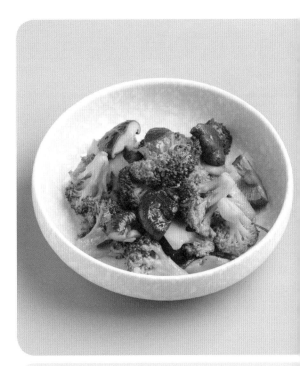

香菇豆腐汤 清热解毒

材料 干香菇25克，豆腐块400克，鲜笋100克，菠菜30克。

调料 盐、香油、胡椒粉、淀粉、葱花、植物油各适量。

做法

1 将鲜笋去皮洗净，切小丁；干香菇泡发洗净，切小丁；菠菜洗净，切小段待用。

2 炒锅置火上，倒植物油烧热，放入香菇丁、笋丁略炒，加入豆腐块和适量水煮开，再放入菠菜段，加盐调味，淀粉勾芡起锅，撒上胡椒粉、葱花，淋入香油即可。

功效 温中补肾，清热解毒，强筋健骨。

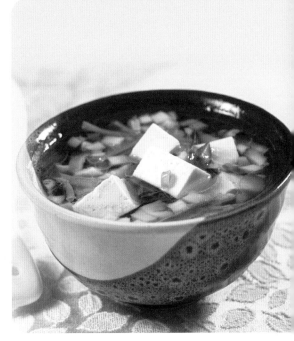

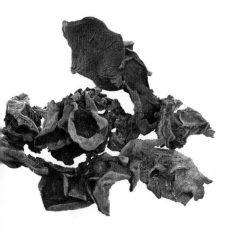

性味归经 • 性平，味甘，归肺、胃、肝经

推荐用量 • 每天 50 克（水发）

黑木耳
调理肾结石

黑木耳含有糖、蛋白质、脂肪、氨基酸、维生素等，还含有丰富的铁，可养颜美容、预防贫血；其所含的丰富胶质能滋阴润肤，帮助人体排出废物；其所含维生素 K，可抑制血液凝结，预防血栓的发生；其所含磷脂成分能分解胆固醇和甘油三酯，使血液循环通畅。黑木耳能帮助肾脏保证新陈代谢正常，减少肾脏内多余水分的积存，有健肾、改善膀胱功能的作用。

木耳有助于调理肾结石

黑木耳含有能酵素和生物碱，能促进消化道与泌尿道的各种腺体分泌，并协助这些分泌物质催化结石，润滑管道，使结石排出。黑木耳还含有多种矿物质，能对各种结石产生强烈的化学反应，剥脱、分化、侵蚀结石，使结石不断脱屑缩小，然后经输尿管排出。

泡发木耳有讲究

泡发黑木耳时，当室内温度在 20℃以上，尤其是夏季，木耳变质的速度非常快，当泡发时间超过 8 小时，变质导致的细菌数量会增长数十倍，生成的毒素影响人体健康。因此泡发黑木耳最好用热水，这样可以缩短泡发的时间。

强肾健体搭配

养肾小妙方

黑木耳 30 克，红枣 50 克，红皮花生 30 克，一起放入锅中加水用小火炖烂，有健脾、补血、止血的功效，十分适合肾炎血尿及脾虚者食用。

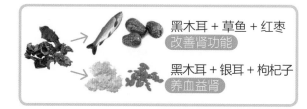

黑木耳 + 草鱼 + 红枣
改善肾功能

黑木耳 + 银耳 + 枸杞子
养血益肾

补肾食疗方

木耳海参虾仁汤 [强肾补虚]

材料 水发黑木耳25克，水发海参、
鲜虾仁各150克。

调料 香菜末、葱花、姜丝、花椒粉、
盐、水淀粉、植物油各适量。

做法

1 水发黑木耳择洗干净，撕成小朵；
水发海参去内脏，洗净，切丝；
鲜虾仁洗净。

2 锅内倒油烧至七成热，放入葱花、
姜丝和花椒粉炒香，倒入木耳朵、
海参丝和鲜虾仁翻炒均匀。

3 向锅中加适量清水大火烧沸，转
小火煮10分钟，用盐调味，水淀
粉勾芡，撒上香菜末即可。

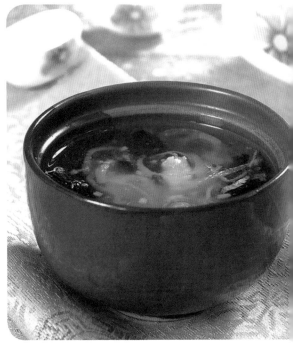

木耳炖猪肚 [改善尿频]

材料 水发木耳50克，净猪肚1个。

调料 葱段、姜片各5克，盐3克，
植物油适量。

做法

1 水发木耳择洗干净，撕成小朵；
猪肚洗净，切成小块。

2 锅置火上，倒入适量油烧热，炒
香葱段和姜片，放入猪肚翻炒均
匀，淋入适量清水，大火烧开后
转小火煮至猪肚九成熟，下入木
耳朵煮至猪肚熟透，加少许盐调
味即可。

功效 可辅助调理肾虚腰痛、尿频。

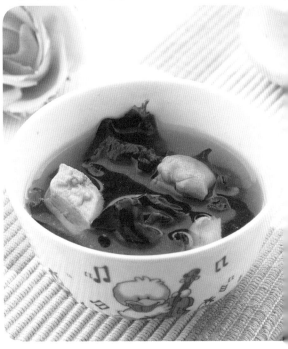

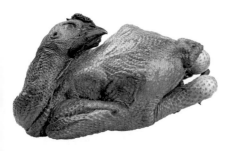

乌鸡

补虚劳

乌鸡又称乌骨鸡，其营养价值远远高于普通鸡，口感也非常细嫩。乌鸡有补肝益肾、益气补血、滋阴清热、健脾止泻的作用。《本草纲目》中记载："乌骨鸡甘平，无毒。补虚劳羸弱，治消渴中恶，鬼击心腹痛，益产妇，治妇人崩中带下，虚损诸病，大人小儿下痢噤口。"

性味归经 • 性平，味甘，归肝、脾、肾经

推荐用量 • 每天100克

冬吃乌鸡补肾养血

与一般鸡肉相比，乌鸡肉中的蛋白质、维生素 B_2、烟酸、维生素 E、磷、铁、钾、钠的含量更高，可以补虚劳、养身体。乌鸡肉中含有的黑色素，能促使人体内的红细胞和血色素增生，改善贫血症状。冬季食用乌鸡肉，对防止骨质疏松、佝偻病、女性缺铁性贫血等有明显功效。乌鸡连骨熬汤滋补效果最佳，可将其骨头砸碎，与肉一起熬炖。

乌鸡食多易上火

乌鸡会生热助火，因此有发热、咳嗽等症状的感冒患者最好不要食用，尤其是乌鸡的鸡头、翅膀、鸡脚均可动风、生痰、助火，所以不宜多食。

养肾小妙方

虫草15克，去毛去内脏乌鸡300克。将乌鸡焯一下，将虫草一半置鸡腹内，另一半放鸡肉上，倒入高汤，加生姜、葱段、大蒜、胡椒、盐上笼蒸熟即可食用。有益肝肾、补气血、调经止带的功效。

强肾健体搭配

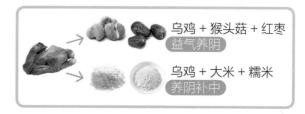

乌鸡 + 猴头菇 + 红枣
益气养阴

乌鸡 + 大米 + 糯米
养阴补中

补肾食疗方

山药乌鸡汤 补中止痛

材料 乌鸡1只，明参、当归、黄芪、党参、莲子、山药、百合、薏苡仁、红枣、枸杞子各适量。

调料 盐适量。

做法

1 将乌鸡清理干净，用沸水焯烫，捞起；其他材料全部洗净。

2 炖锅中放入乌鸡，加入适量清水大火煮沸，放入明参、当归、黄芪、党参、莲子炖煮，煮沸后打去浮沫，加薏苡仁改小火煲50分钟。

3 加山药、百合、红枣、枸杞子、适量盐，加盖再煲20分钟，煲至乌鸡软烂即可。

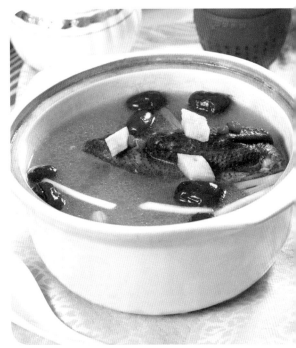

茶树菇乌鸡粥 补肝养血

材料 乌鸡300克，大米100克，茶树菇30克，枸杞子5克。

调料 盐3克，葱段、姜片各5克，料酒适量。

做法

1 乌鸡去内脏，洗净，剁小块；大米洗净，浸泡30分钟；枸杞子洗净；茶树菇泡软，切段。

2 乌鸡块冷水下锅，待水开后撇去浮沫，放入茶树菇段、葱段、姜片、料酒大火烧开后，加入大米，转小火熬煮1小时后，放入枸杞子稍煮，加盐调味即可。

功效 健脾胃，养肝血，强体质。

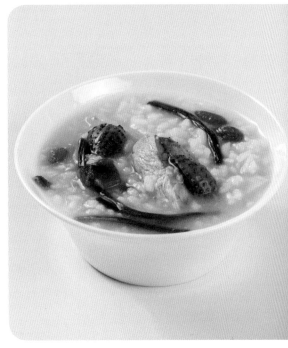

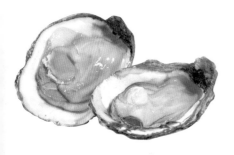

牡蛎

提高性功能及精子质量

牡蛎（粤港澳俗称蚝）肉味甘咸，性平，既是食物，也可入药。中医认为，牡蛎具有养阴潜阳、滋补虚损、镇惊安神、散结软坚、涩精敛汗等作用。现代营养学认为，牡蛎含有丰富的锌元素及铁、磷、钙、优质蛋白质、糖类等多种营养成分。

性味归经 • 性平，味甘、咸，归肝经

推荐用量 • 每天50克

春吃牡蛎可壮阳

春季阳气上升的季节，男子常食牡蛎可提高性功能及精子质量。牡蛎可以和山药、芡实、莲子、猪肉一起煮，能调理肾亏。还可以将牡蛎和甲鱼一起炖，或者做韭菜炒牡蛎肉，放一点牛肉或羊肉，达到蛋白互补，能使补肾壮阳的效果加倍。

牡蛎可增进气血、美容养颜

牡蛎含有铁与铜，对调理女性缺铁性贫血效果较好。牡蛎含有大量、大多数人体内都缺乏的有机锌，因此食用牡蛎可以防止皮肤干燥，促进皮肤的新陈代谢，分解皮下黑色素，使皮肤白里透红。此外，牡蛎含有一种叫泛酸的物质，能使毛发致密、乌黑、亮泽，并防止早生白发。

养肾小妙方

❶ 牡蛎200克，小米100克，加入姜丝、葱末、料酒、白胡椒粉、植物油、盐各适量熬粥食用，可补肾壮阳。

❷ 牡蛎20个，葱末、黑豆、白米各适量，食盐、香油各少许。煮成粥食用，具有滋润皮肤、抗衰老、乌发及强肾补精的功效。

强肾健体搭配

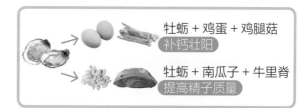

牡蛎 + 鸡蛋 + 鸡腿菇
补钙壮阳

牡蛎 + 南瓜子 + 牛里脊
提高精子质量

第 六 章

男女养肾秘招，
恢复身体活力

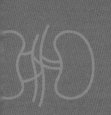

肾好的男人干劲足，精力充沛

《黄帝内经》：男人肾不衰的秘密

40岁，是人生的一道坎。在事业方面，40岁往往是厚积薄发、渐入佳境的时候；生理上，却难以避免地开始走下坡路了。对此，古人早有阐述，孔子说"四十不惑"，说的是人的心智达到成熟；《黄帝内经》却告诉我们，"人过四十，阴气自半"。40岁开始，不管你乐意不乐意，都要开始注重养生了。

☽ 人过四十，阴气自半

"人过四十，阴气自半"这句话，出自《黄帝内经·素问·阴阳应象大论》，原文是："年四十，而阴气自半也，起居衰矣。"意思是说，人到40岁左右，肾中精气就衰减一半了，这里的"阴气"指的是肾气。中医认为，肾是先天之本、生命之根，就是说一个人出生时的肾气有多足，基本决定了他五脏的盛衰和寿命的长短。

另外，"四十"是一个虚数，男性在40岁左右肾气衰落，女性则多在35岁前后肾气开始由盛转衰，表现为掉头发、牙齿枯槁、面色枯焦等。

☽ 男人40的身体变化

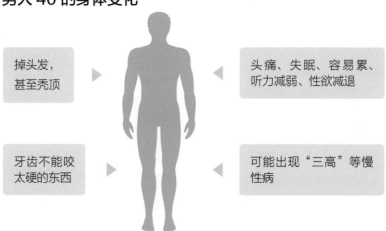

掉头发，甚至秃顶

头痛、失眠、容易累、听力减弱、性欲减退

牙齿不能咬太硬的东西

可能出现"三高"等慢性病

肾要藏，房事勿太勤

精是人体赖以生存的高级精微物质，精充则体健寿长，精耗则体衰而不能尽其天年。俗话说"饱暖思淫欲"，一些人手上有了钱，就去花天酒地，不知节戒色欲，珍惜自己的精气。尽管有很好的营养来调补，有优越的生活环境，也只是金玉其外，败絮其中，是不会健康长寿的。

❱ 珍惜精气，节戒色欲

据说，清代乾隆皇帝之所以长寿，活到89岁，全因御医教他"远房帷，习武备"之故。

所以，房事请千万注意"度"，夫妻间的性生活，最好能根据两个人的身心状态，摸索到适合的规律和方式进行。如果长期沉溺于性生活，往往会出现精神不振、头晕目眩、失眠健忘、腰酸背痛、耳鸣耳聋等肾虚现象。

另外，中青年人冬三月要减少合房，因为冬天主肾，肾是主藏的，主要是藏肾气。春三月可以泻，冬三月不可以泻。

❱ 食疗防"泄"

中医认为，房事不当有"七损"，其中有一损叫"泄"，指房事中大汗淋漓。这种情况除了性生活过程中有汗多的表现外，房事后还会出现四肢发冷、心慌气短、咽喉干燥、关节酸痛、全身乏力等症状。这是因为阳气外泄、伤阴伤阳所致，在体质虚弱者或中老年人中比较常见。这时需要额外补充一些补气补血的食物，如桂圆、大枣、莲子、鸡肉、鸽肉等食物，以补气滋阴，止汗固精。

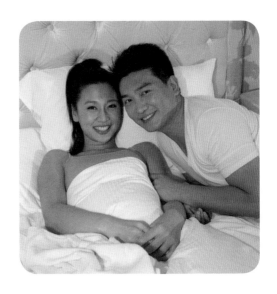

勿过劳，保护好肾气

长期熬夜、工作压力大，很容易耗损肾气。什么是"肾气"？肾气就是肾中的精气，简称精气。如果把人体比做一个小天地、小宇宙，那么肾中精气就好比是这个宇宙中的能量、能力，就是我们全身的细胞，包括生殖系统以及与机体各个系统相关的内分泌系统。肾气贵为先天之本，也需要后天的保护，怎样保护呢？要想保护肾气，勿过劳是必须的。

⊃ 保肾气从勿过劳做起

肾气要精心地保护才能保持充盛。怎样保护？最重要的就是勿过劳。何谓勿过劳，就是指不要过度的劳作与劳累，因为过度的劳作劳累，长期超负荷的运转，会大量损耗肾气，使肾中精气亏损，那样必然会导致提前衰老，严重的还会影响其他脏腑的功能，出现器质性病变。《黄帝内经》说"久立伤骨"，意思是说，站立太久或经常长时间站立，就会造成骨骼损伤，这就是过劳时肾气损伤导致骨骼损伤的一个例子。

⊃ 保肾气，饮食也是重要的一环

在勿过劳的基础上，保护肾气还可以通过饮食调理来达到。例如多食用一些黑色食品，黑芝麻、黑木耳、黑米、黑豆、黑瓜子、核桃；海产品，例如深海鱼类；一些植物，例如枸杞子、黄精。这些东西都可以很好地保护肾气，及时补充肾中精气，帮助你增进脑力、恢复体力。

⊃ 按摩，让肾气充盈起来

男性可以经常按摩中极（在下腹部，脐中下4寸，前正中线上）和神阙（即肚脐）两个穴位。保健方法是：每晚睡觉前空腹，将双手搓热，男子左手在下，右手在上（女子则相反，右手在下，左手在上）放在穴位上，男子顺时针（女子逆时针）方向揉动，每次180下。

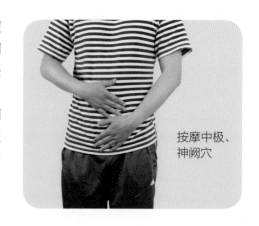

按摩中极、神阙穴

多食植物种子，可补肾壮阳

◗ 吃植物种子可壮阳

种子能为一个即将萌发的生命贮备能量，是植物中能量最集中的部分，所以吃种子具有增加能量、补肾助阳的作用。尤其是对于素食主义者，可以通过多吃花生、榛子、核桃等，来激发生命的活力。建议每天在早餐中加点坚果，或每天吃一两个核桃、六七个杏仁，就可以收到极佳的补肾效果。中医认为脑肾相通，因此肾补好了，也能延缓衰老。

◗ 老人常食"五子"

枸杞子	能补气、补血、降火祛风湿，久服可轻身不老、耐寒暑。用枸杞子清炖牛鞭，既是名菜，又是壮骨益精的良药，可调理阳痿、遗精等病症。	
五味子	能敛肺滋肾、涩精止泻。特别对肾气不足，精关不固，遗精，滑精；脾肾虚寒，五更泄泻；热伤气阴，汗出体倦，心烦口渴；心肾阴虚，心失所养，虚烦不眠，心悸多梦；自汗，盗汗的老年患者有好处。	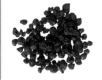
菟丝子	补阳益阴、固精缩尿、养肝明目、补脾止泻。对患有肾虚不固，遗精滑精，阳痿早泄，腰酸腿软，肝肾不足，目暗不明，脾虚便溏，消渴的老年人尤为适宜。	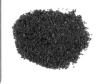
覆盆子	可益肾固精缩尿，助阳，明目，适用于肾虚不固，遗精滑精，遗尿尿频，肾虚阳痿，肝肾不足之目暗不明。	
女贞子	可滋补肝肾、清退虚热，适用于肝肾阴虚，腰酸腿软，头晕目眩，视力减退，须发早白以及阴虚阳亢，耳鸣，头痛，烦躁不眠等。	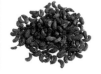

温补肾阳，轻松告别阳痿

男人缺乏阳刚之气，即是中医所说的"阳虚表现"。肾阳虚一般多见于中老年人，它主要体现在功能上，例如男人如果肾阳虚，阴茎的勃起就会无力，精液也会稀薄。另外，光下巴、胡子少、"兰花指"、"太监腔"也是缺乏阳刚之气的表现。

☾ 少喝碳酸饮料、冰镇饮品

碳酸饮料多含有糖，冰镇啤酒或饮料不利于男人体内阳气的升发。男女在性生活前后8小时内，最好不喝冰镇饮料或冰啤酒，否则，男人很容易导致阳事不举、举而不坚、坚而不久等一系列肾阳虚症状。而今的男人都喜欢喝冰啤或冰饮，殊不知，冰镇饮料是扼杀体内阳气的利器。

☾ 多晒晒太阳

为什么人在太阳底下走一圈，就会感觉到浑身的气非常足、精神旺呢？这是因为人体的阳气上来了，精神就足了。正午的时候，红日高照，可以到户外庭院里晒晒太阳，注意时间不要太长。

☾ 按摩商阳穴强精壮阳

商阳穴虽然没有"涌泉""肾俞""关元"等穴位那么有名气，但是你可别小看这个穴位，它跟阳气的关系非常密切。

中医认为，该穴具有明显的强精壮阳之功效，可延缓性衰老。

商阳穴位于人体双手食指末节桡侧，距指甲角0.1寸。按摩时，可以用左手的拇指和食指捏压右手食指指腹64下，左右手交换捏压为1次。按摩时要注意快速擦动，以手指感到发热为宜，这样能最大程度地刺激商阳穴。

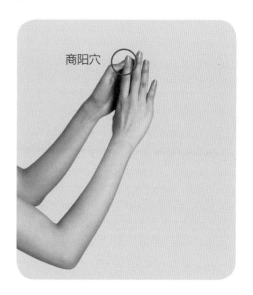

☾ 多运动助阳气

"动则生阳"，多运动可以助养阳气。傍晚的时候，可以到户外去散步，边走边手握半拳叩击命门穴。17时至19时，正好是肾经当令，可以在肾值班的时候，把太阳的最后一点阳气吸收到肾里面。

意守丹田增强性功能

"丹"是丹药，"田"是田地，所以丹田就是人体内能产生丹药（指精、气、神三宝）的地方。只要进入正常的气功状态，意守部位的生理功能就能得到改善，即所谓"意到气到，气到力到"。从现代解剖生理学观点看，几个丹田的位置恰好是重要神经中枢和内分泌腺体的所在地。内丹术之所以能延年益寿，可能与激发和调整神经—体液系统的功能有关。

❥ 如何意守丹田

初学静坐功的人，对这种功夫极难入手，人们的妄念一起一伏没有一秒停止。"心猿意马"说的就是这个意思。调伏这些胡思乱想，到静坐的时候把一切杂念放下，精神集中在小腹（下丹田）。如果妄念又起，就再放下。这样反复练习，久而久之，妄念自然会逐渐减少，从而达到无念的境界。这是最上乘的功法。如初学气功者，觉得这种意守的根基不够，可以轻闭两眼，微露一线之光，目观鼻准，这叫作"目若垂帘"。静静地以鼻呼吸，不闻不觉，口也须自然闭合，舌抵上腭，遇有口津多的时候，可缓缓分小口咽下。最要紧的仍在意守下丹田。

❥ 意守主要在于守神

意守主要在于守神，把握住生命最初的功能，那就是神，在这里也可以理解为守住肾中精气。静坐，放松，闭目，去除杂念，意念只专注于神阙和丹田的部位，放松呼气，尽量使呼吸平稳而深缓，每次30分钟，直至感觉神阙和丹田部位气守在内。这种方法长期坚持必然会收到良好的效果。

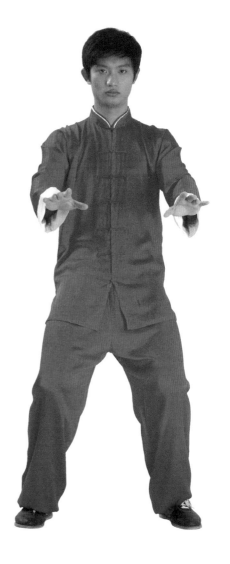

前列腺增生，着重在于通

良性前列腺增生属于一种常见的前列腺疾病，多见于50岁以上的中老年男性，且随着年龄增大，发病率逐渐上升，可引起尿潴留甚至慢性肾功能衰竭。前列腺增生属于中医的"癃闭"范畴，调理是根据"腑以通为用"的原则，着重于通。

脚尖站立排尿

每当解小便时，取脚尖站立姿势排尿，或排尿时打开厕所中排水管而兼听流水声。此可提高肾之气化开合功能，增强排尿中枢神经的敏感性。

按摩两穴护肾气

将耻骨与肚脐间的距离分成5等份，在脐下至耻骨2/5处为关元穴，由关元再往下1/5处为中极穴，由中极穴左右平移一指宽是大赫穴。用拇指按揉上述穴位，另一手拇指按压后背的第3、第4腰椎，形成一种刺激，对增强肾脏的气化开合功能有良好作用。

中极 • • 关元 大赫

炒盐热熨

取食盐500克，小茴香100克，炒热用布包好，置脐部、小腹部热熨，烫时加垫毛巾，每日2~3次。若配合局部按摩，疗效更佳。

药液坐浴

取皂角60克，泽泻60克，生大黄50克，连须大葱2根，加水2000毫升，煎煮20分钟，趁热熏蒸会阴部，待药液温度40℃左右时坐浴为宜。每次20~30分钟，每日2次，调理尿闭效果明显。

肾好的女人容颜美，魅力长存

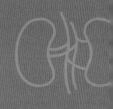

《黄帝内经》：女人养肾的奥秘

从中医角度来说，女性衰老主要有3个方面的原因：受寒、血虚和肾亏。除了这3点，对于女性来说，养心也非常关键。心情不好会让自己衰老得更快，会使皮肤细胞缺乏营养，脸上干枯无华，甚至出现皱纹。情绪稳定对于内分泌平衡十分重要，只有想开了、心态放平和，女人才能"由内而外地美丽"。

养肾
中医认为"肾为先天之本"，也是女人美丽与健康的发源地。不少女性都会受困于"黄而晦黯的脸色、早起后浮肿的眼睛以及日渐脱落的秀发"等一系列衰老的问题，这通常是由肾气不足引起的。此外，肾气不足大多是因为太过疲劳引起的，如果你突然觉得疲惫劳累、胃口不好，就应该检查一下是否肾虚。平时可以多吃一些补肾食物，像黑芝麻糊、栗子等，还可在医生的指导下服用六味地黄丸。

补血
血虚是造成女性衰老的原因之一，通常表现为舌苔比较薄白，而且在平常会感到疲倦、头晕。这时可以食用一些有保健功效的天然食品，如大枣、枸杞子、龙眼肉等改善这一情况。

保暖
俗话说："十病九寒"。在中医临床中，寒是导致疾病的重要原因之一。天凉时，不注重腰腹部和足部的保暖，导致寒气侵入体内，加重肾的负荷，进而加快衰老的步伐。因此女性要特别注意身体的保暖工作。可在睡前2小时进行20~50分钟的热身运动，如慢跑、快速走、一般性体操，使身体发热；睡前用热水泡脚并按摩，使双脚的淋巴液流量及脚部毛细血管的开放量加大。

长期黑眼圈，可能肾不好

中医学理论提示，肾主水，其色为黑，肾虚导致水液代谢障碍，肾气不足日久导致气血运行不畅，目失所养，则出现黑眼圈，多表现在下眼睑。

恢复正常睡眠

要想去除眼袋和黑眼圈，就要调节作息，恢复正常睡眠。减少熬夜，每天平均睡够7小时。

注意饮食营养

可多吃芝麻、花生、黄豆、胡萝卜、鸡肝、猪肝等富含维生素A的食物，有助于消除黑眼圈。

适当的中药调理

进行适当的中药调理，也可以加快黑眼圈的恢复。例如补气养血、健脾养胃的大枣、当归、阿胶、薏苡仁、白术、茯苓、党参等。除黑眼圈当以活血化瘀、补肾益气为主，可选丹参、丹皮、党参、黄芪、山药等代茶饮。

"花猫扭腰功"补肝肾

适时调整紧张情绪，可选择一些简单的动作，如"花猫扭腰功"。这个动作非常简单：先站在地上，两手叉腰，然后调整一下气息，注意腰上要运气，然后就要像猫咪们学习啦。像猫咪一样扭着腰向前走5步，然后转身再扭腰走5步，重复3次就可以。在办公室里休息时，在家听音乐时，都可以变成"猫女"。这套"花猫扭腰功"来自于经典的仿生功法——"十禽戏"，是一套强健肝肾的养生功法。

其他调理方法

建议有黑眼圈或眼袋的患者进行眼部按摩，轻轻沿一定的方向在眼周进行按摩，每天数次，可以促进局部血液循环，加快新陈代谢。还可将用过的绿茶用纱布包裹后直接敷在眼睛周围5~10分钟，或用生土豆皮直接敷在眼眶上，都有缓解黑眼圈的作用。

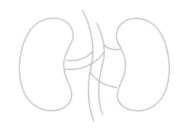

舒肝补肾活血法改善黄褐斑

黄褐斑，中医又称"肝斑""黧黑斑"，是一种后天性黑色素沉着过度性皮肤病。本病病因病机较复杂，多因肝、脾、肾功能失调，胞宫失常及冲任损伤，导致气血不调、精血不能上荣于面（虚证）或痰浊瘀滞凝聚于面（实证）而发病。临床调理除辨证施治内服中药外，辅以中药面膜外治，疗效颇佳。

❯ 辨证调理巧祛斑

黄褐斑的调理多从肝、脾、肾三脏及气血失和进行论治，尤以疏理肝气、活血化瘀、补益肝肾为目前调理黄褐斑的常用方法。调理黄褐斑的周期长，至少需要3个月以上，若汤剂服用不便，可在医师的指导下辨证选用逍遥丸、六味地黄丸、杞菊地黄丸等长期服用。外用药包括传统的七白膏、杏仁霜、玉容散等，药味较多，有些不易找到，可选择使用。

❯ 双手搓面（干洗脸）祛除黄褐斑

双手搓面（干洗脸）就是面部按摩，此法有疏通经络、活血散瘀的作用，可加速气血运行，使面部血液充盈，促进炎症和黑色素的吸收。具体方法如下：洗净面部，涂搽祛斑药膏，用手指指腹沿皮肤纹理按摩，先按摩两侧面颊，再揉眼周、口周，最后轻轻拍打整个面部。每次5~10分钟，每晚做1次。

❯ 消除黄褐斑的桃花白芷酒

农历三月三或清明节前后，采集桃树东南方向枝条上含苞待放及初开的桃花250克；去中药店购白芷30克切成薄片。将桃花、白芷片泡入白酒1000毫升中，密封瓶口，不时摇动，1个月后即成。每日早、晚饮桃花白芷酒10~30毫升，同时倒少许于手掌心，两手对擦，待手擦热后，来回揉搓面部。连续饮用1个月以上，即可帮助消除面部黄褐斑。宋代药物学家苏颂说："酒渍桃花饮之，除百疾，益颜色。"

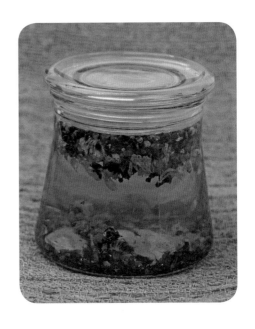

补肾调治顽固性皮肤病

肾与皮毛在生理上有密切关系，在病理上也相互影响。在皮肤病的调理过程中，我们应当注重皮毛与肾的关系，不忘补肾，这样可以有效缩短疾病的病程，收获良效。

❯ 皮毛与肾的关系

肾与皮毛的关系还在于皮毛与其他脏器的关系。中医思想的核心就是整体观，皮毛与五脏皆有联系。

首先，"心布于表""心主血脉"，心与肾水火既济，心肾相交，则人身水火、阴阳、精神达到动态平衡。脾胃为气血生化之源、后天之本，肾为先天之本，两者表现为互促互助的关系，同时还能共同调节水液代谢。肝主藏血，能够调畅气机和调控血量，气血不足或气滞血瘀，最终会血液运行不畅而出现皮毛色泽的改变，甚至是皮肤干枯或坏死，而肾主藏精，精血同源，两者相互资生。

❯ 从肾调理皮肤病

银屑病：调理方法不外凉血活血、祛风止痒，或用消风散加减，或用四物汤加减，间或有效，但是银屑病的调理并非朝夕之功，常常是反反复复，几年甚至几十年难以治愈，瘙痒难忍，白屑如雪，层层堆积，此乃久病及肾，肾阴亏虚，内燥为甚，所以调理此病可加入熟地等补肾阴之品。

荨麻疹：本病多因禀赋不耐，气血虚弱，腠理空虚，卫气失固，或胃肠积热，复感风寒、风热、风湿之邪，郁于皮毛腠理之间，使内不得疏泄，外不得透发，也有因某些食物、药物、异味、虫积、感染等因素诱发者。过敏性疾病的发生多与自身免疫功能低下有关，本病反复缠绵，因此在调理时除了汤药中加用补肾抗过敏之品外，还应注重改变患者的体质。可以嘱咐患者平时服用冬虫夏草，以补肺肾之气，提高免疫力。若因经济条件有限，可改服胎宝胶囊，其主要成分是紫河车，此乃血肉有情之品，补肾纳气，大补精血，久服可改善体质。

辨证补肾，远离白带烦恼

在正常情况下，阴道和外阴经常有少量分泌物以保持湿润，称为白带。白带由阴道黏膜渗出物、宫颈腺体及子宫内膜分泌物组成，且含阴道上皮脱落细胞、白细胞。正常白带呈白色、无气味，其量、质与身体生理状况变化有关。

肾虚型带下病的特点

白带稀薄色淡；
腰酸肢软；
畏寒便溏；
舌质淡白。

肾虚型带下病用药

可选用中药生地黄、山茱萸、牡丹皮、山药、茯苓、牡蛎等组方，遵照医嘱剂量加水煎服，每日1剂。对于经久不愈的肾虚型带下者，也可以长期服用六味地黄丸，每日剂量15克，分2次服用，具有补虚健体的辅助调理功效。

肾虚型带下病食疗方

山药配莲子具有健脾益气、固涩止带的功效，可用于脾虚有湿或肾虚不固所引起的带下病。选用鲜山药250克、莲子50克煮粥，一天分3次食完。

小贴士

异常白带需警惕

正常白带呈白色透明的鸡蛋清样，既无气味，又无刺激性。如白带分泌过多，且发生气味、色泽、性质的变化，就是异常的白带了。常见的异常白带有以下5种。

1. 无色糨糊样白带：像浆糊样发黏，量多，常浸染于内裤。
2. 豆渣样白带：量多，状如豆渣状。
3. 泡沫样的白带：呈泡沫状，量多。
4. 脓性白带：呈黄色或绿色。
5. 水样白带：白带清澈如水，常湿透内裤，有一股臭味。

发现上述5种变化，应及时到妇科检查和治疗。

女人手脚冰凉，暖肾阳可调理

从中医的观点来看，手脚冰冷是由于阳气外虚、阴气内弱所致。有些女性一年四季手脚总是凉冰冰的，即便是在炎热的盛夏，她们的手脚还是凉的，就可以判断她们的气血不足、不通畅。女性容易出现气血不足，特别是生理期的女性和分娩后的女性，由于气血丢失，容易出现手脚冰凉的现象。

❯ 防止手脚冰凉的办法

入睡前用热水洗脚，然后对自己的双脚进行揉搓、拍打等。这种方法可使双脚的淋巴液流量加大，毛细血管的开放量加大。

睡前2小时进行30分钟的健身活动，如慢跑、快速走、做一般性体操，使全身发热，这样手脚也会发热。

多从事"温和运动"，例如参加慢跑、快走、爬山等有氧运动，都有消除手脚冰凉的效果。因为过多的静态工作方式直接影响人体的血流状态，血流流速过低会使手脚冰凉。

❯ 多按阳池穴，身体变暖和

人们感到手、脚、身体发冷时，用两个手背互相摩擦就能暖和起来。

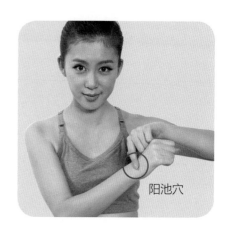

阳池穴

为什么？因为手背上的阳池穴是三焦经的主要穴位。而三焦经有上焦、中焦、下焦这三组人身上的"发热系统"，其中，上焦支配心和肺；中焦支配消化器官；下焦支配泌尿器官。此外，为什么运动或吃饭后体温会升高？这是因为上焦和中焦发挥了功能。

阳池穴的位置在哪里？它在手背间骨的集合部位。寻找的方法是：先将手背往上翘，在手腕上会出现几道皱褶，在靠近手背那一端的皱褶上按压，在中心处会找到一个压痛点，这个点就是阳池穴的所在。

调理方法是：两手齐用，先以一只手的中指按压另一只手的阳池穴，再换过来用另一只手的中指按压这只手上的阳池穴。

消除手脚冰凉除了按摩阳池穴外，还可以将气冲、命门两穴以及劳宫穴配合起来加以刺激，效果更佳。

女人养肾阴，阴道不干涩

阴，对于女人来说，就是体内的津液，包括精、血、阴道分泌物等。阴道分泌物是一种营养物质，对人体具有濡润滋养的作用，如果肾阴亏虚，阴道分泌物分泌得少，就会造成阴道干涩。

❯ 导致肾阴虚的生活习惯

一是先天不足或久病不愈，如慢性消耗性疾病；二是长期营养不良及经常熬夜，例如，经常熬夜就会严重伤阴，导致眼睛干涩；三是体内过度失水，如长期使用发汗药或泻药；四是外邪伤害，如长期在高热、高温环境中工作及生活；五是思虑过多或经常愤怒气郁，导致机体内分泌失调。

❯ 改善肾阴虚的绝招

第一，多吃带皮谷物，给私处"保湿"。若除了阴道干涩之外，还伴有口角发炎、皮肤干燥、脱屑等情况，则提示阴道干涩是由于缺乏维生素 B_2 引起的。可多吃五谷杂粮和带皮谷物，补充 B 族维生素，以增加皮肤黏膜的弹性和水分含量。

第二，尽量少吃烤炸、辛辣或燥烈的食物，多吃含有雌激素的食物，如豆类、葛根、枸杞子等。对于缺乏雌激素引起的阴道干涩，尤其要多喝豆浆，因为豆浆含有大量的植物雌激素，对改善女性阴虚体质效果非常好。

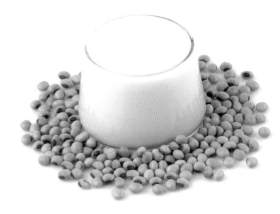

第三，静则养阴。阴虚的人平时以静养为主，一定要保持充足的睡眠，特别要睡好子午觉，避免熬夜，不要做剧烈运动，以太极、瑜伽、散步等舒缓运动为宜。

第四，注重保护津液。避免出汗过多而损耗津液，保持室内环境湿润。

第五，保持心情平和。多听舒缓音乐，妥善安排工作和生活，做到有条不紊，避免着急，越着急越容易伤阴。

第六，平时多吃有助滋阴的食物，如百合、银耳、黑木耳、山药、芡实、桑葚、海参、乌鸡、鸡蛋、豆腐、紫菜、鱼汤、鸭、藕、黑芝麻、蜂蜜等。

走猫步改善阴道松弛

别以为走 T 型台是时装模特的专利，对于普通人来说，它不仅是塑身秘籍，更有增强性功能的作用。

走猫步健身很简单

T 型台步，俗称"猫步"，其特点是双脚脚掌呈"1"字形走在一条线上，形成一定幅度的扭胯，这么走能对会阴部起到挤压和按摩作用，十分有益于塑身。因此，把 T 型台步称为"健美步"一点也不过分。

走猫步的好处不止一点点

中医认为，人体会阴部有个会阴穴，男子位于阴囊与肛门之间，女子位于阴唇与肛门之间。会阴穴属任脉，是任、督二脉的交汇点。按摩刺激此穴不仅有利于泌尿系统的保健，而且有利于整个机体的祛病强身。

女性生孩子以后，阴道肌肉常会变得松弛，40 岁以后，则更缺乏弹性。但如果经常走 T 型台步，可使阴部肌肉保持张力，有利于提高性生活质量。

男性走 T 型台步，不断按摩阴囊，也有利于补肾填精。所以，无论男女，经常走走 T 型台步，不仅能增强性功能，还可缓解紧张情绪，感受时代气息，有利于心理健康。

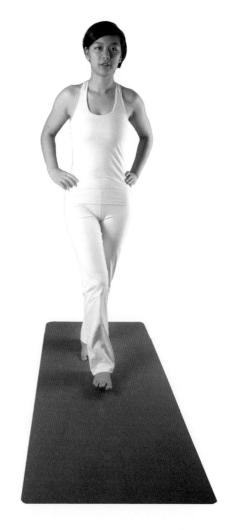

常按三阴交穴，魅力长存

中医认为，女人以血为本，血在女性一生中的地位是不言而喻的。女性的月经、白带、怀孕、生产、哺乳一直到绝经，都离不开大量血的支持。五脏六腑中，脾为气血生化的源泉，肝主藏血，肾主生殖。女性的很多疾病都因肝、脾、肾三经有问题，而三阴交穴可以通调这三条经，人称"妇科三阴交"。顾名思义，此穴对妇科疾病甚有疗效，凡经期不顺，白带、月经过多或过少，经前综合征，更年期综合征等，皆可调理。

》按摩三阴交穴

方法：按摩时一只手的四根手指握住小腿下端，大拇指屈曲垂直按在三阴交穴上，以拇指指端有节奏地一紧一松用力按压，适当配合按揉动作，使局部有阵阵酸胀麻感，且麻感放射至膝盖和足跟部位。做完一侧换另一侧，每天早晚各按摩1次，每次约3分钟。

》艾灸三阴交穴可调理盆腔炎

艾灸阿是穴（腹部压痛明显处）、三阴交穴可调理盆腔炎。

方法：艾灸条每次1支，艾灸至局部有温热舒服的感觉，皮肤出现红晕，每次灸20~30分钟，7天为1疗程，休息2天后，再进行第2疗程，一般灸1~2个疗程。

灸局部疼痛处的阿是穴，可流通气血，促进炎症的吸收与消散，达到通则不痛的疗效；灸三阴交穴能补脾肾、助运化、通经络。又因三阴经循行至小腹部，故灸三阴交穴也可直达病所。此外，肾绞痛是泌尿系统结石所引起的外科急症，可用大拇指点压揉按三阴交穴，反复按摩3~5分钟，肾绞痛即可缓解。

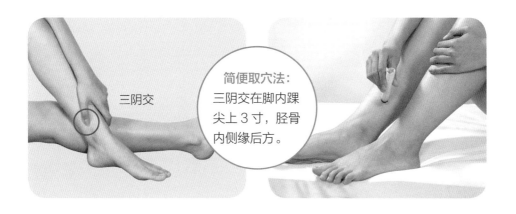

三阴交

简便取穴法：
三阴交在脚内踝尖上3寸，胫骨内侧缘后方。

月经不调，补肝肾的方法可尝试

肝脏具有贮藏血液和调节血量的功能，就像人体的"血库"一样，当人体需血量增加时，肝脏就把贮藏的血液排出来，以满足机体的需要。如果肝脏有病，不能充盈血海，则妇女月经量少，甚至闭经；若是肝失疏泄，就像"血库"漏水一样，则藏血不固，易引起出血性病变，如衄血、妇女月经过多或崩漏等。

❥ 乌鸡山药红枣汤调月经

李时珍说："鸡属木而骨反乌者，巽变坎也，受水木之精气，故肝肾血分之病宜用之。"可见乌鸡是女性补肝血的佳品。中医学认为，乌鸡入肝、肾经，具有补肝肾、益气血、退虚热、调月经、止白带等功效。用乌鸡与红枣、山药一起配合，具有非常好的补气益血作用。

乌鸡山药红枣汤的做法是： 准备乌骨鸡1只，山药、枸杞子、红枣、当归、生姜、盐各适量。将乌鸡去毛与内脏，洗净后切成块，山药去皮洗净，也切成块，将生姜拍碎，三者同入砂锅内，加入清水，水量以淹没食材为宜。用大火烧开后，加入红枣、当归，转小火炖煮90分钟左右，再加入枸杞子煮5分钟，最后加盐调味即可。

需要提醒的是，好多女性不是不来月经，是月经老提前，甚至1个月来2次，这是肝气肝血太旺了。如果这时还天天一只老母鸡，就会适得其反，使病情变得严重。

❥ 自我按摩防治月经不调

按揉关元穴： 右手半握拳，拇指伸直，将拇指指腹放在关元穴，适当用力按揉0.5～1分钟。可滋养肝肾，调经止痛。

揉按肾俞穴： 两手叉腰，将拇指按在同侧肾俞穴，其余四指附在腰部，适当用力揉按0.5～1分钟。可温补肾阳，强腰壮骨。

掌揉血海穴： 将双手掌心放在同侧血海穴上，适当用力揉按0.5～1分钟。双下肢交替进行。可活血化瘀，通络止痛。

月经期间应停止按摩。注意经期卫生，忌房事、坐浴、游泳等。保证充足的睡眠，保持精神愉快。

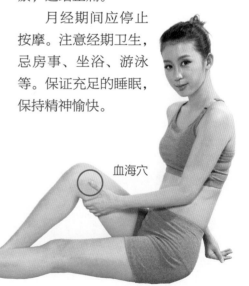

血海穴

女性不孕，找中医师试着从肾治

不孕症指的是育龄夫妇同居2年以上，有正常性生活，没有采用任何避孕措施的情况下，未能成功怀孕。中医认为，不孕的原因有肾气不足、肝气郁结、脾胃虚弱等。

❱ 温暖的子宫更易受孕

中医所说的子宫，不仅是孕育宝宝的地方，还包括妇科生殖系统和相关的功能。宫寒，全称是子宫寒冷，并不是说子宫腔内的温度低，而是指子宫及其相关功能呈现一种严重低下的状态。这种状态在自然界看来，相当于天空中没有了太阳。

女性千万不要吃过多的冷饮、瓜果等寒凉之物，从冰箱里取出的食物最好放置一段时间再吃。吃冷食之前，先吃一些热的东西垫底。民间有"冬吃萝卜夏吃姜"的说法，生姜性温，能温中散寒，另外可多吃黑芝麻、核桃、枣、花生等益气暖宫的食物。

❱ 自我按摩穴位固护肾气

女性可经常按摩涌泉穴，对固护阳气、预防宫寒大有益处。除此之外，每隔3~5天，用刮痧板刮拭腰骶部、腹部及小腹至局部发红发热，也是调理宫寒的好办法。

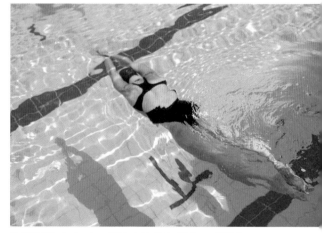

每周游泳2小时，可使宫缩能力提高一成以上。宫缩能力提高了，宫寒会大大缓解。

❱ 多参加运动暖宫

宫寒的人还应适当加强运动。一般来说，宫寒的人偏于安静沉稳。中医认为"动则生阳"，寒性体质者需要通过运动来增加阳气，尤其要参加有氧运动，如快走、游泳、慢跑等。

更年期综合征，试试花草茶的补肾调理法

　　一般女性到了 40～50 岁，开始进入更年期。由于卵巢功能逐渐衰退，内分泌变化较大，女性会出现一系列的生理和心理方面的变化，如阵发性烘热、出汗、胸闷气短、眩晕、情绪多变等。下面介绍两款调节内分泌、滋阴补肾的花草茶。

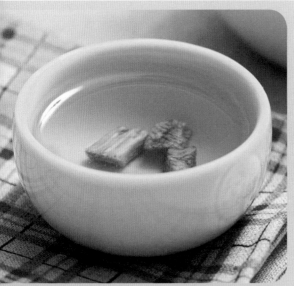

葛根茶

材料　葛根干品 5～10 克。

泡法　将葛根干品放入杯中，冲入沸水，盖盖子闷泡约 10 分钟后饮用。

功效　葛根富含高活性的植物化合物异黄酮、大豆苷元、葛根素等物质，具有显著的调节内分泌、双向平衡体内雌激素的功效。

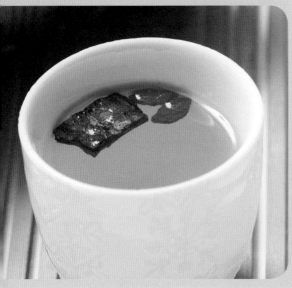

枸杞杜仲茶

材料　枸杞子 10 粒，杜仲 8 克。

泡法　将枸杞子、杜仲一起放入杯中，冲入沸水，盖盖子闷泡约 10 分钟后饮用。

功效　这款茶饮可补肾养肝，缓解更年期烦躁情绪及眩晕，对预防骨质疏松也有益。

第七章

强壮肾经，
唤醒本能的
自愈力

肾经是强壮一生的经络

酉时肾经当令，饭后散步，长寿百年

17点~19点为酉时，肾经最旺，是肾虚者补肾的最好时机。这个时候服用补肾的中药效果最好。肾是先天之根，内藏"人活一口气"的元气。人体经过申时的泻火排毒，在酉时进入贮藏精华的阶段，此时要再喝1杯水，保护肾和膀胱。

❯ 饭后别急着散步

从消化的生理功能来说，刚吃完饭，胃部正处于充盈状态，这时须保证胃肠道有充足的血液供应，以进行初步消化。所以，人吃饭后，血液会大量流向胃肠帮助消化，如果饭后立即散步，会使胃肠道的血液流向肢体，不利于食物消化和营养吸收。尤其是老年人，由于供血器官心脏和血管都会发生退行性改变，更易造成供血功能降低。

当胃肠及下肢都需大量的血液供应时，势必会加重心脏的负担，给健康带来不利的影响。因此，最好饭后休息一段时间后再散步。那么，具体要休息多久呢？一般休息20~30分钟。如果在吃七分饱的情况下，可在饭后30分钟开始散步；如果吃得很饱，建议休息1个小时再运动。

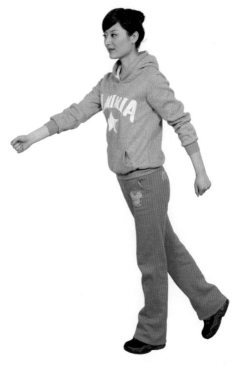

❯ 散步的正确姿势

散步时的身体姿势是：身体正直，抬头挺胸，收紧小腹，臀部后突，行走后蹬着力点侧重在跖趾关节内侧，双臂协同双腿迈步，动作自然前后摆动，步伐适中，呼吸自然，两脚落地有节奏感。

肾与膀胱如夫妻，膀胱经也是养肾药

足太阳膀胱经起于内眼角的睛明穴，止于足小趾尖的至阴穴，循行经过头、颈、背部、腿、足部，左右对称，每侧 67 个穴位，是十四经中穴位最多的一条经脉，可谓是人体的大药房。

❯ 打通膀胱经的作用非常大

按摩膀胱经的作用非常大。例如每天早上用 10 个手指肚从前往后梳头上的膀胱经，一直梳到后脖颈上，使点劲梳 50 次，可以通鼻窍，调治眼疾、头痛、头昏脑涨、癫痫等。

疏通背部膀胱经可促进背部及脏腑气血流畅，消除背、腰疼痛，防治脏腑疾病。背部施艾灸保健还能消除体内积气，从而使腹腔压力、血压降低，使消化系统与血液循环系统正常。

打通膀胱经还可以排毒减肥，方法主要是拉抻或敲打从承扶到委中一段。具体方法是：在床上把腿伸直，腰向下弯一弯，抻完后，再多敲打一下大腿后边，主要是承扶到委中这一段，疼痛处多敲打一会儿。

❯ 打通背部膀胱经的方法

疏通膀胱经的方法有刮痧、走罐、拍打法，能出痧最好。也可以沿膀胱经从上到下用敲打法，敲击的工具可以是医用橡胶叩诊器，或者长柄橡胶榔头。

打通背部膀胱经，一个简单的做法是：找一个类似擀面杖的东西放在背部，上下滚动以刺激腧穴，疏通经气，同时还能起到放松整个背部肌肉的作用，改善失眠。

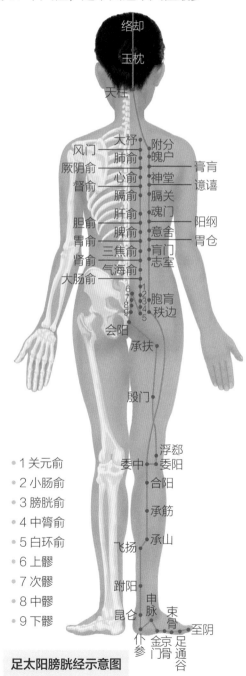

• 1 关元俞
• 2 小肠俞
• 3 膀胱俞
• 4 中膂俞
• 5 白环俞
• 6 上髎
• 7 次髎
• 8 中髎
• 9 下髎

足太阳膀胱经示意图

打通任脉肾气强

任脉起于胞中，联系手三阴、足三阴，为"阴脉之海""阴脉之总纲""任主胞胎"，任脉受脏腑之精血，与冲脉相资，得督脉相配，乃能通盛，只有任脉通盛，才能促使月经的来潮和孕育的正常。

❯ 任脉主生殖

冲任二脉在女性生理中所具有的特殊作用皆受肾主导，王冰注《黄帝内经素问》说："任脉冲脉，奇经脉也。肾气全盛，冲任流通，经血渐盈，应时而下……故肾为冲任之本。"

《黄帝内经素问·上古天真论》云："女子……二七而天癸至，任脉通，太冲脉盛，月事以时下，故有子……七七，任脉虚，太冲脉衰少，天癸竭，地道不通，故形坏而无子也。"大意是说女子的生殖功能从"二七"十四岁开始"任脉通"，到"七七"四十九岁"地道不通"，月经就没有了，进入更年期和老年期。所以，作为一个健康女性，在这段生殖期里月经一定要通畅。

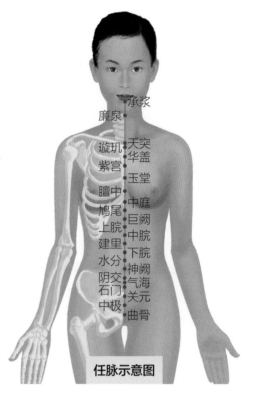

任脉示意图

❯ 打通任脉的方法

（1）推任脉的方法：紧贴腹部，自胸骨下至中极穴用力推擦2分钟左右，中极穴的位置在肚脐下方一横掌处。

（2）横推腹的方法：用手掌的掌根沿一侧侧腰部用力推擦至对侧侧腰部，然后改用五指指腹勾擦回远处，按摩3分钟左右。

（3）抱颤腹部的方法：双手自然交叉，两个手掌的掌根按在双侧大横穴上，大横穴位于肚脐两侧一横掌处，双手小拇指按在关元穴上，关元穴的位置在肚脐下方4个手指处，双手拇指抵住中脘穴，中脘穴的位置在肚脐上方一横掌处，找好位置后，轻轻下压腹部5分钟左右。

按按肾经大穴，顿觉活力四射

涌泉穴——肾经的首穴

涌泉，顾名思义就是水如泉涌。《黄帝内经》中说："肾出于涌泉，涌泉者足心也。"意思是说，肾经之气犹如源泉之水，来源于足下，涌出灌溉周身四肢各处。

❯ 涌泉穴是保健养生的要穴

涌泉穴在人体养生、防病、治病、保健等各个方面显示出它的重要作用。据统计，推搓涌泉穴可以防治哮喘、腰腿酸软无力、失眠多梦、神经衰弱、头晕、头痛、高血压、耳聋、耳鸣、大便秘结等五十余种疾病。

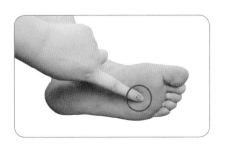

❯ 涌泉穴的保健手法

涌泉穴位于足底前部凹陷处第 2、第 3 趾趾缝纹头端与足跟连线的前 1/3 处，为全身腧穴的最下部，是肾经的首穴。

涌泉穴的保健手法有搓、摩、敲、踩等，其中最简单、最易操作的手法是踩。也可坐在椅子上，用脚底转动网球，按摩脚底穴位；或穿用根据人体脚部穴位设计的按摩鞋、拖鞋，尤其是在涌泉穴处放置药片的保健鞋，可在行走、办公、做家务的同时起按摩和保健的作用。

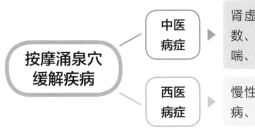

按摩涌泉穴缓解疾病	中医病症	肾虚引起的腰酸、遗精、阳痿、小便频数、头晕、耳鸣、脱发、牙齿松动、哮喘、手脚冰凉等。
	西医病症	慢性肾炎、慢性肾功能不全、糖尿病肾病、高血压、习惯性流产、月经不调等。

太溪穴——汇聚元气，人体第一补

肾是人体的元气之源。太溪穴是肾经的原穴，是汇聚肾经元气的"宝地"，所以古人称太溪穴为"回阳九穴之一"，认为它具有极高的回阳救逆之功。古代很多医家面对生命垂危的患者，多用这个穴"补肾气、断生死"。如果在这个穴位上能摸到跳动的动脉，说明患者肾气未竭，还可救治；如果没有跳动，就说明患者比较危险了。

❯ 慢性肾病的"良药"

绝大多数慢性肾脏疾病，如慢性肾炎、慢性肾功能不全、糖尿病肾病等，表现为水肿、腰酸腿冷、浑身乏力等，应多揉太溪穴。

对于肾炎患者，按揉后可使高血压有一定程度的降低，尿蛋白明显减少。按摩虽然有很好的效果，但是仍然需要配合药物治疗。

❯ 按揉太溪穴的方法

按摩的时间有讲究，每天下午的 17 点 ~ 19 点是按摩效果最佳的时间段。用对侧手的拇指按揉，也可以使用按摩棒或光滑的木棒按揉，注意力量柔和，以感觉酸胀为度。一般每次按 5 分钟。

太溪穴简便取穴法
在足内侧，内脚踝后方，内踝尖与跟腱之间的凹陷处。左右各一。

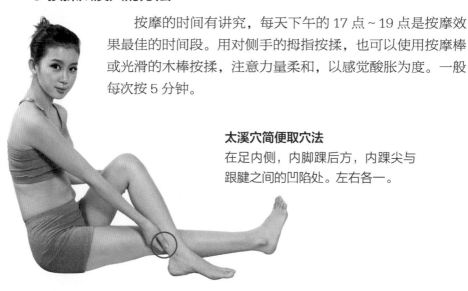

按摩太溪穴缓解疾病	中医病症	▶	头痛目眩，咽喉肿痛，月经不调，失眠，健忘，遗精，阳痿，小便频数，腰脊痛，下肢厥冷等。
	西医病症	▶	慢性肾炎，慢性肾功能不全，糖尿病肾病，高血压等。

照海穴——滋肾清热，通调三焦

照海，照即光照，海即海洋、大水之意。照海穴意为肾中真阳光照全身，肾经经水在此大量蒸发。此穴既补益又清热，不仅对肩周炎、失眠、急慢性扁桃体炎有辅助调理作用，还能缓解胸闷、嗓子干痛、声音嘶哑、慢性咽炎等症状。

❱ 照海穴用途广

为什么嗓子痛要点揉照海穴呢？因为照海穴通于阴跷脉，是八脉交会穴，点揉这个穴位既可以调理阴跷脉，又可以调理肾经。孙思邈在《备急千金要方》里称此穴为"漏阴"，就是说这个穴位出了问题，人的肾水就减少了，会造成肾阴亏虚、虚火上炎之象。所以，当我们上火，感到胸闷难受、嗓子干痛、声音嘶哑，甚至得了慢性咽炎，都可以用这个穴位来泻火。

❱ 按摩照海穴的方法

坐在床上，屈膝，脚底平踏在床面，用双手拇指分别揉按两侧内踝下的照海穴，以局部产生酸胀感为宜，每天坚持按揉 1~3 次。

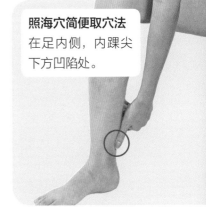

照海穴简便取穴法
在足内侧，内踝尖下方凹陷处。

有一点要特别注意，在按揉照海穴的时候，口要闭，不能说话，如果感觉到嘴里有唾液了，也一定要咽下。因为，唾为肾之液，唾液也有滋补肾精的作用。肾精充足了，火自然降下去了。

如果你有失眠证，在睡前揉几分钟照海穴，就可以舒舒服服地睡个好觉了，不信可以试试看。当然，如果配合按摩膀胱经上的申脉穴（位于足外侧，足踝直下的凹陷内），两穴一阴一阳，调理失眠和神经衰弱的效果会更好。因为申脉也是八脉交会穴之一，通阳跷脉，所以，按揉申脉与照海可协调阴阳，调理失眠和嗜睡。

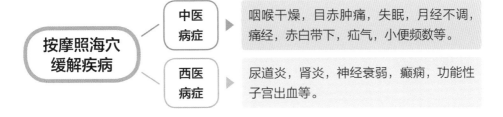

按摩照海穴
缓解疾病

中医病症 ▶ 咽喉干燥，目赤肿痛，失眠，月经不调，痛经，赤白带下，疝气，小便频数等。

西医病症 ▶ 尿道炎，肾炎，神经衰弱，癫痫，功能性子宫出血等。

然谷穴——专治阴虚火旺

然谷穴是肾经的荥穴。荥穴有蒸发水气的作用，属火，肾经属水，然谷穴的作用就是平衡水火，专治阴虚火旺之证，有"升清降浊"的功效。

❱ 然谷穴的保健原理

"然者，燃也；谷者，粮也"，所以"然谷"就是"燃谷"，燃烧谷物的意思。谷物是指我们吃进胃里的食物，通过燃烧进行消化。然谷穴意为能将生米做成熟饭后变成营养之水气供应所需。所以，然谷穴是增强脾胃功能和促进食物消化的一个要穴。

糖尿病患者晚上睡觉时往往会觉得口干舌燥、内心烦乱，其实，只要在睡前按摩一下然谷穴就可以改善症状。这是因为，然谷穴有一个功效，就是在按摩以后，不一会儿就会感觉嘴里有了好多唾液。唾液分泌得多了，就不口渴了，也就不用那么麻烦总是跑起来喝水了。

还有，糖尿病患者之所以会感到心烦，是因为心火较旺。那么，就拿体内的水来浇一浇，使身体不致太热也不致太冷。按揉然谷穴，就可以将肾水引上来，把心火降下去。把心火浇灭，心里自然也就不会烦乱、着急了，晚上睡觉也就会踏实许多。

❱ 按摩然谷穴的方法

用大拇指用力往下按然谷穴，当感觉有酸胀感时马上松开，随着手指的松开，酸胀感会马上消退。接着再按下去，再松开。当酸胀感再也不退去的时候，就可停止。注意双足上的然谷穴都要按，如果是自己给自己按，两边可以同时进行。

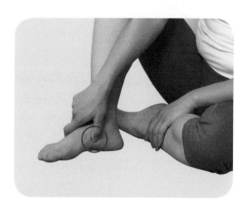

然谷穴简便取穴法

在足内侧，找穴时，可以先摸一下脚的内踝骨，往前下方2厘米处有个高骨头，然谷穴就在高骨下的赤白肉际处。

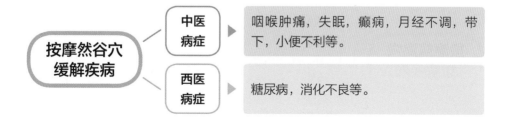

按摩然谷穴缓解疾病	中医病症	咽喉肿痛，失眠，癫痫，月经不调，带下，小便不利等。
	西医病症	糖尿病，消化不良等。

筑宾穴——加强肾脏排除毒素

筑宾穴是足少阴肾经的郄穴，是人体解毒要穴，具有宁心安神、除烦定志、理气化痰、活血祛湿的功效，临床上主要用于调理癫痫、躁狂、抑郁等精神系统疾病，以及急性扁桃体化脓、神经性呕吐、膀胱炎、痛经、睾丸炎等疾病。

❯ 筑宾穴的妙用

在人体内，毒素最喜欢生长在痰湿、瘀血、痰浊多的地方，而筑宾穴就是一个去毒的要穴。筑宾穴最能排除像烟毒及油漆味等污染空气的气毒，还可以解吃药后淤积在体内的毒素。

天气酷热，除了身体容易中暑外，人们也容易出现"心理中暑"的症状，莫名其妙地出现情绪、行为异常，如烦躁不安、失眠易怒、工作效率低下，甚至有思维紊乱、乱发脾气等。此时除了要避暑降温、合理调节情绪外，经常按压筑宾穴可达到宁心安神、泻火除烦的功效。在感到心绪不宁、咽喉肿痛、烦闷呕吐时，可用手指按压或以艾条灸此穴。

❯ 按摩筑宾穴的方法

用拇指按压筑宾穴，每次3~5分钟。按摩或艾灸筑宾穴有清热利湿、化痰安神、理气止痛、宁心除烦的功效，可以改善癫狂，疝痛，睾丸炎，胃炎，肾炎等疾病。心情烦躁时，按压此穴还可以泻火除烦，保持情绪稳定。

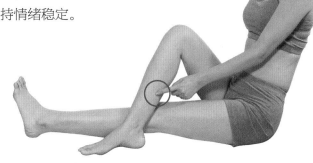

筑宾穴简便取穴法
位于人体的小腿内侧，当太溪穴与阴谷穴的连线上，太溪穴上5寸，腓肠肌肌腹的内下方。

按摩筑宾穴缓解疾病	中医病症	疝气，癫狂，呕吐涎沫等。
	西医病症	小腿内侧痛，急性扁桃体化脓，神经性呕吐，膀胱炎，睾丸炎等。

阴谷穴——既能助性，又能调理多汗证、颈椎病

阴谷穴为肾经的水湿之气汇合之处，故为肾经合穴。经常刺激此穴可以起到调补肝肾、清热利湿、舒经活络的作用。

❥ 阴谷穴是保健养生的要穴

位于膝关节内侧的阴谷穴，是人足少阴肾经的重要穴位之一，经常刺激此穴可以起到助性的作用。

汗由肾经与膀胱经支配，阴谷对调理多汗症非常有效。若是一般的多汗症，只要汗腺与中枢神经没有异常，用穴道指压法就能取效。调理多汗症，一边缓缓吐气，一边左右手同时用力按压两侧阴谷穴 6 秒钟，至局部有酸痛感为止。每天需对此穴位指压 30 次。

❥ 阴谷穴是调理颈椎病的穴位

对于颈椎病，用双手中指点按阴谷穴，至产生酸麻胀痛感后，再缓慢且大幅度活动颈部，有较好的功效。

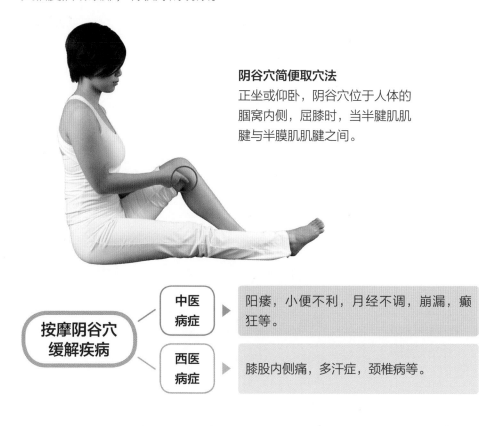

阴谷穴简便取穴法
正坐或仰卧，阴谷穴位于人体的腘窝内侧，屈膝时，当半腱肌肌腱与半膜肌肌腱之间。

按摩阴谷穴缓解疾病

中医病症 ▶	阳痿，小便不利，月经不调，崩漏，癫狂等。
西医病症 ▶	膝股内侧痛，多汗症，颈椎病等。

第八章

药用好了护肾
救命，用错了
伤肾致病

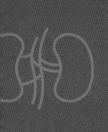

是药三分毒，
滥服药物易伤肾

慢性肾病患者用药需谨慎

慢性肾病本身并不可怕，药物治疗、饮食调理都能使病情的进展大大延缓。但可怕的是慢性肾病往往不易察觉，即使发现了，在治疗过程中用药也很不规范。由于部分药物是经肾脏排泄，所以肾脏作为人体的排泄器官，很容易受到损害。如果肾脏已经有病变，用药就应该更加慎重，以免加重病情。

多用药或者不用药都不对

有的患者说："我的肾脏已经出问题了，可得多用药补补。"还有的患者说："药物会伤害肾脏，所以什么药都别给我用。"所有的治疗都是双刃剑，需要衡量药物的好处和用药给肾脏带来的负担。还有一个原则是谨慎调整用量。例如，有的抗生素，正常人每天输 2 次，尿毒症患者每周只能输 1 次。很多经过肾脏排泄的药物剂量合适了是药物，用多了就变成毒药了。如果肾脏有问题，看病的时候一定要告诉医生，医生会叮嘱现在用的药是否需要降低剂量，这点非常重要。

注意"肾功能不全者慎用"说明

现在的药物使用说明书写得越来越详细，常令患者看得云里雾里，尤其是那句出现频率极高的"肾功能不全者慎用"，让人望而却步。

"肾功能不全"包括急性和慢性肾功能不全，对于说明书上写"肾功能不全者禁用或慎用"的药物，使用前要检查肾功能，如果尿常规检查发现有蛋白尿，化验肾功能发现血清肌酐、尿素氮升高，说明有肾功能损害。确定有肾功能损害，应在肾内科医师指导下使用药物。如果已发生肾功能损害，会影响某些药物的正常排泄，使用这些药物会导致药物在体内蓄积，继而产生不良反应。

❯ 九类伤肾西药要当心

如果肾功能已受到一定程度的损伤，用药上更应注意。以下西药应在医生指导下应用，防止"火上浇油"使肾功能损伤进一步加重。

1　抗生素类：四环素族（含四环素、土霉素、金霉素等）、呋喃类（含呋喃坦啶、呋喃西林等）、磺胺类、头孢类（先锋Ⅰ号、先锋Ⅱ号、先锋Ⅳ号、先锋Ⅵ号）、喹诺酮类（吡哌酸、氟哌酸）、氨基糖苷类（链霉素、妥布霉素、庆大霉素、卡那霉素）、多黏菌素类、两性霉素B等。

2　非甾体抗炎镇痛药：消炎痛、布洛芬、保泰松、炎痛喜康、阿司匹林、复方阿司匹林、非那西丁、安替比林、氨基比林、扑热息痛及甲氧萘酸等。

3　抗肿瘤化疗药：顺铂、氨甲蝶呤、亚硝基脲类、5-氟尿嘧啶等。

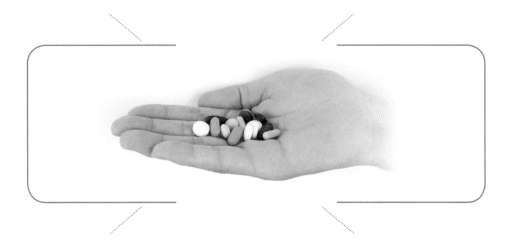

4　抗癫痫药：三甲双酮、苯妥因钠等。

5　麻醉剂：乙醚、甲氧氟烷等。

6　金属及络合剂：青霉胺、依他酸盐等。

7　各种血管造影剂。

8　各种治高血压的利尿剂。

9　其他：环孢霉素A、甲氰咪胍、别嘌呤醇、甘露醇、汞撒利、低分子右旋糖酐等。

长期用药更要保养肾

现代生活中，有些慢性病患者需要长期服用药物，都说"是药三分毒"，只要是药，都具有一定的不良反应，对肾脏自然有一定的损害，所以长期用药者更要保养肾。

用药需要格外谨慎

慢性疾患者因病情需要长期用药时，应在医生的指导下，选用对肾功能损害小的药物。如果服药不当，就会增加药物浓度，使得肾脏成为药物攻击的目标。因此，医生在开药的同时常常会开出辅助保肝护肾的药物。

科学饮水

很多药物需要溶解在尿液里才能排出体外，水能帮助人体将新陈代谢产生的废物排出体外，降低有毒物质在肾脏的浓度，避免肾功能受损。故用药期间应注意多喝水（每日至少2000毫升）。

人在发热时，因代谢加快，废物、有毒物质的产生也会增加，此时更应多饮水（每天至少2500毫升），以帮助排泄。

适当补充利尿性蔬菜

泌尿道是人体最重要的排毒管道之一，蛋白质代谢产物如尿酸、尿素等，以及药物的代谢，都要通过泌尿道排出体外。我国传统医学认为下列蔬菜具有利尿功能：水芹、葱、百合、大头菜、慈姑、洋葱、蚕豆、冬瓜、南瓜、黄瓜、菜苜蓿、大白菜、竹笋、荠菜、芥菜、金针菜（黄花菜）、莴笋、生菜、莼菜、豌豆苗、豇豆、绿豆芽等。长期用药者可以经常食用具有利尿功能的蔬菜。

多吃黑色菌类

中医认为，黑色食物对应的是肾脏。黑色菌类如黑木耳、香菇，可以滋阴补肾，经常食用能帮助肾脏保证新陈代谢正常，减少肾脏内多余水分的积存，有健肾、改善膀胱功能的作用。

适当补充粗粮

粗粮中含硒比较丰富，而硒在人体内可以形成金属硒蛋白，这是体内排出重金属毒物的重要方式之一，因此粗粮具有促进体内重金属向体外排泄的作用。

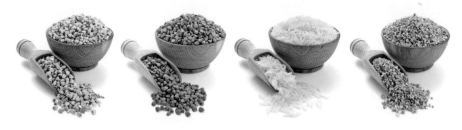

不合理使用中药也可能伤肾

乱用药、过量用药是引起肾功能损伤的重要原因，长期服用损害肾功能的药物也会引发慢性肾病，此现象不容小觑。肾毒性药物包括多种西药、中药，喜欢服中药的人群尤其要注意。因为肾毒性药物的毒性大小有异，且中成药可以不经医生处方自行在药店购买，所以大家应提高用药安全警惕，避免盲目服药。

❯ 盲目用药，伤肾于无形

长期使用肾毒性药物容易导致肾小管间质损害。目前已经通过影像学以及组织学改变证实，含有马兜铃酸的中药可以造成肾损害，如马兜铃、朱砂莲、天仙藤、木通、青木香、广防己等。而因含有以上部分植物成分具有肾毒性的中成药包括补肾药物纯阳正气丸、治跌打损伤的跌打丸，冠心病患者使用的冠心苏合丸等。

在购买中成药时，要认真阅读说明书，了解其主要成分。例如一些含有马兜铃酸的中成药，龙胆泻肝丸、甘露消毒丸、排石冲剂、妇科分清丸、五淋散等，使用这些药物要高度警惕。

肾脏很健康的人群吃这些药物如果剂量很少，对健康影响不大，但如果本身有胃肠道、肾脏方面的疾患，就应列入重点保护人群，在用以上药物的剂量和时间长度上应严格控制。

❯ 慎用民间中药偏方及秘方

在我国民间，人们一直很重视补肾、养肾。不少人喜欢用民间偏方，但在使用民间偏方前，一定要弄明白其中药物的通用名称和成分，警惕某些药物对肾脏的不良反应。

例如，"朱砂煲猪心"是民间广为流传的偏方之一，被认为可以治疗冠心病。但朱砂中含过量的汞（水银），汞为重金属，会引起肝脏、肾脏功能严重受损，肝、肾功能不全者不能服用。

所以，在服用补肾偏方时，要考虑中药的功能和宜忌。在使用这些肾毒性中药前，必须检查肾功能。

中药是宝，护肾这么用很有效

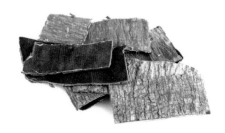

性味归经 • 性温，味甘、咸，归肾、大肠经
推荐用量 • 每天 5~10 克

杜仲
补肝养肾，当茶饮很益肾

中医认为，杜仲具有补肝肾、强筋骨、安胎元之功，可用于调理肝肾不足引起的腰膝酸痛，筋骨无力，阳痿，尿频以及妇科习惯性流产、胎动不安等疾病。

杜仲强腰

古人有"腰痛必用杜仲"之说，肾虚腰痛者可常吃杜仲炒腰花，有补肾健骨之功效。杜仲适用于肾虚腰痛、腿软、阳痿、遗精、尿频、肾炎、高血压等病症。值得注意的是，杜仲属温补药物，阴虚火旺者慎服；由于杜仲有降低血压的作用，低血压患者禁用；对杜仲过敏者也禁用。

温补肝肾降血压

杜仲寄生茶：取杜仲、桑寄生各等份，共研为粗末，每次 10 克，沸水浸泡饮。有补肝肾、降血压的作用，高血压引发的肝肾虚弱、耳鸣眩晕、腰膝酸软的人群可以作为日常用茶。

强肾健体搭配

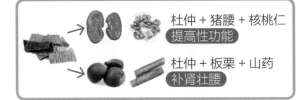

杜仲 + 猪腰 + 核桃仁
提高性功能

杜仲 + 板栗 + 山药
补肾壮腰

养肾小妙方

❶ 杜仲 30 克，猪尾巴 2 条（去毛洗净），一起放在砂锅炖熟，然后调味食用，适用于肾虚阳痿、遗精、夜尿多、腰酸痛及老年人耳聋等病症。

❷ 杜仲和补骨脂各 30 克，核桃仁 100 克炒干研成细末，每天早中晚各冲服 10 克。适用于须发早白、腰膝无力。

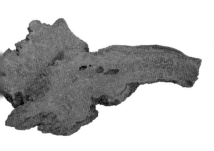

性味归经 • 性温，味甘，归肝、肾、大肠经

推荐用量 • 每天 5~10 克

锁阳

补肾强筋，让衰老来得更晚些

锁阳甘温体润，功类苁蓉，有补肾阳、益精血、润肠燥之功，《本草纲目》言其"润燥养筋，治菱弱"。中老年人脾肾亏虚，肾精不足，性功能逐渐下降，大便秘结，常食锁阳粥，可补精强性，润燥滑肠，是中老年人餐桌上理想的粥疗良方。

锁阳用法有讲究

（1）肾阳亏虚，精血不足之阳痿、不孕、下肢痿软、筋骨无力等，锁阳常与肉苁蓉、鹿茸、菟丝子等同用，如《丹溪心法》之虎潜丸。

（2）血虚津亏肠燥便秘，可单用熬膏服，或与肉苁蓉、火麻仁、生地黄等同用。如《本草切要》治阳弱精虚、阴衰血竭、大肠干燥、便秘不通，即单用本品煎浓汁加蜂蜜收膏服。

值得注意的是，阴虚阳亢、脾虚泄泻、实热便秘者忌用锁阳。

强肾健体搭配

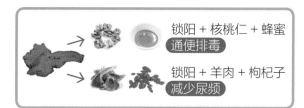

锁阳 + 核桃仁 + 蜂蜜
通便排毒

锁阳 + 羊肉 + 枸杞子
减少尿频

养肾小妙方

将锁阳择净，放入锅中，加清水适量，浸泡5~10分钟后，水煎取汁，加大米煮粥服食，每日1剂，连续3~5天。本方补肾壮阳、润肠通便，适用于肾阳不足、精血亏虚所致的阳痿，遗精，不孕，腰膝酸软，筋骨无力，老人阳虚便秘等。

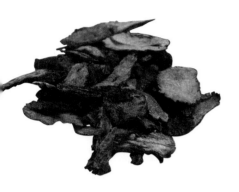

肉苁蓉

补肾强阴，使人更年轻

肉苁蓉，又名苁蓉，有"沙漠人参"之誉。中医认为，肉苁蓉有补肾壮阳、润肠通便之功。《日华子本草》上说："治男绝阳不兴，子绝阴不产，润五脏，长肌肉，暖腰膝，男子泄精，尿血，遗沥，带下阴痛。"《本草汇言》言："肉苁蓉，养命门，滋肾气，补精血之药也。"

性味归经 • 性温，味甘、咸，归肾、大肠经

推荐用量 • 每天5~10克

肉苁蓉保健功效

肉苁蓉有补肾助阳、健脾养胃、润肠通便之功，适用于肾阳虚衰所致的阳痿、遗精、早泄、女子不孕、腰膝冷痛、小便频数、夜间多尿、遗尿，以及脾胃亏虚、体质瘦弱、劳倦内伤、恶寒怕冷、四肢欠温、脘腹冷痛、大便秘结等病症。

肉苁蓉羊肉粥壮阳

肉苁蓉羊肉粥的制作方法是：肉苁蓉10克，精羊肉150克，大米100克，生姜3片，葱白2茎，细盐少许，共煮粥。

需要提醒的是，肉苁蓉羊肉粥属温热性粥疗方，适用于冬季服食，夏季不可用；大便溏薄，性功能亢进者不宜服食。

养肾小妙方

小公鸡1只，肉苁蓉5克。将小公鸡宰杀，去毛及肠杂，洗净，切块；肉苁蓉放入纱布袋内，扎紧袋口，与鸡肉共入砂锅内，加入料酒和适量清水，先用大火煮沸，再用小火慢炖，以鸡肉熟烂为度，最后加入盐调味。可以补肾助阳益气，适用于肾阳虚衰造成的阳痿、早泄、尿频或遗尿等。

强肾健体搭配

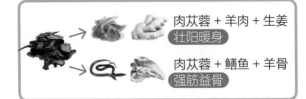

肉苁蓉 + 羊肉 + 生姜
壮阳暖身

肉苁蓉 + 鳝鱼 + 羊骨
强筋益骨

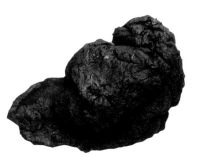

熟地黄

滋阴补肾，有助降血糖

熟地黄由生地黄加工炮制而成，有滋阴补血、补精益髓等功效，适用于血虚、妇女月经不调、肝肾阴虚、消渴证、盗汗遗精、精血亏虚、腰膝酸软、眩晕、耳鸣、须发早白等病症。中药滋补名方六味地黄丸和四物汤中都能找到熟地黄的身影，足见其重要性。

性味归经 • 性微温，味甘，归肝、肾经

推荐用量 • 每天 10~15 克

熟地黄养肾阴

熟地黄可内服，也可外用。内服宜煎服，常规用量 10～15 克（剂量过大可对心脏产生抑制作用）；如外用，则取适量捣烂敷患处。优质熟地黄块根肥大、软润，内外乌黑有光泽，宜置于阴凉干燥处保存。

吃熟地要当心

值得注意的是，熟地黄性质滋腻，有助湿气、妨碍消化的弊病，故脾胃虚弱、气滞多痰、脘腹胀痛、食少便溏者不宜应用。如服用熟地黄出现消化系统的症状，可加用陈皮、砂仁等理气中药以健脾行气。肝火上炎，但无肝肾阴虚的高血压患者需慎用熟地黄。熟地黄不宜与萝卜、大葱、蒜、猪血、薤白等同食，否则会降低药效。

强肾健体搭配

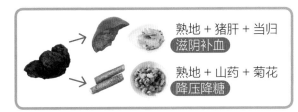

熟地 + 猪肝 + 当归
滋阴补血

熟地 + 山药 + 菊花
降压降糖

养肾小妙方

❶ 将生熟地黄各 15 克，山茱萸 10 克，五味子 5 克一同水煎，代茶饮。滋阴补肾，生津止渴，适用于糖尿病。

❷ 将生熟地黄各 10 克和生黄芪 30 克一同水煎，代茶饮。益气滋阴，适用于糖尿病肾病。

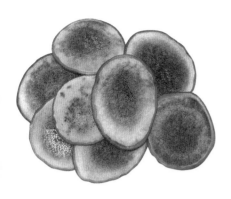

鹿茸

"血肉有情"之物很补人

鹿茸与人参齐名，被称为长寿珍品。李时珍说："鹿茸能生精补髓、养血益阳、强筋健骨，治一切虚损、耳聋目暗、眩晕虚痢。"中医认为，鹿茸有补肾虚、益精血的功效。

性味归经 • 性温，味甘、咸，归肾、大肠经
推荐用量 • 每天5~10克

鹿茸的服法

鹿茸含活性成分，不耐高温，一般不入汤煎。常用的服法有以下两种。

炖肉服：将鹿茸片与瘦猪肉、鸡肉、鸭肉等一起炖，每次鹿茸的用量为4~6克。炖熟后可喝汤吃肉。

熬粥服：清晨或晚上食粥时，调入少许鹿茸粉搅和均匀后即可食用。每次鹿茸粉用量为0.5~1克。

服用鹿茸的注意事项

值得注意的是，鹿茸最好是在半空腹时服用，饭前饭后半小时内不宜服用，且不宜与茶水同服，以避免鹿茸中的有效成分与蔬菜或茶中的鞣酸发生反应而被破坏。体质强壮及有热证者不宜服鹿茸。

强肾健体搭配

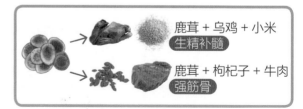

鹿茸 + 乌鸡 + 小米
生精补髓

鹿茸 + 枸杞子 + 牛肉
强筋骨

养肾小妙方

鹿茸3~5克，西洋参15克，桂圆肉25克，鸡腿1只。鸡腿去皮，与西洋参、桂圆肉一起放进炖盅内，加入清水750毫升（约3碗量），加盖隔水炖3小时便可，之后放入鹿茸。进服时方可调入适量食盐，此量可供2~3人用。本汤既能滋阴又能壮阳，温而不燥，为体弱者和中老年人冬寒日的滋补佳品。

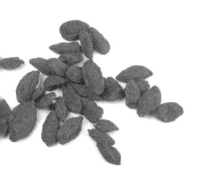

性味归经 • 性微温，味甘，归肝、肾经

推荐用量 • 每天 10~15 克

枸杞子
留得青春在

常言道："一年四季吃枸杞，人可与天地齐寿"，枸杞子是滋补肝肾的佳品。还有延缓衰老和抗疲劳的作用。研究还发现，中老年女性常食枸杞子能提高皮肤含水量，难怪古人云："枸杞能留得青春美色。"

枸杞子养肾阴

肾阴不足引起的虚劳羸弱、腰腿酸痛、足膝酸软、头晕耳鸣、视力减退，最简单的吃法是枸杞子泡水。取 20～30 克枸杞子，用开水冲泡，加盖闷 10～20 分钟后饮用，泡两三次后再把枸杞子吃下去。直接嚼服枸杞子更利于营养成分的吸收。但生食嚼枸杞子，在数量上最好减半，否则容易滋补过度。

喝茶吃枸杞子当心伤身

食用枸杞子时，应该避免饮用绿茶，因为绿茶中含有大量的鞣酸，鞣酸具有收敛吸附的作用，会吸附枸杞子中的微量元素，生成人体难以吸收的物质，损害人的健康。

强肾健体搭配

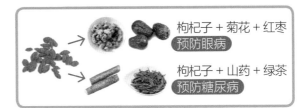

枸杞子 + 菊花 + 红枣
预防眼病

枸杞子 + 山药 + 绿茶
预防糖尿病

养肾小妙方

❶ 枸杞子 20 克，鸡蛋 2 只。将鸡蛋去壳，与枸杞子一起搅拌均匀，蒸至鸡蛋熟透即成。对防治老花眼以及因肝肾不足引起的头昏多泪等病症有很好的效果。

❷ 枸杞子 30 克，牛鞭 1 具，生姜 2 片，煲汤具有补肾壮阳的功效，适用于体弱肾虚、腰膝酸软、遗精阳痿、夜间多尿。

药房里买得到的补肾中成药

六味地黄丸：补肾阴抗衰老

❯ 方药组成

六味地黄丸由《金匮要略》的肾气丸减去肉桂、附子而成，由熟地黄、山茱萸、山药、泽泻、牡丹皮、茯苓组成。

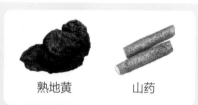

熟地黄　　　　山药

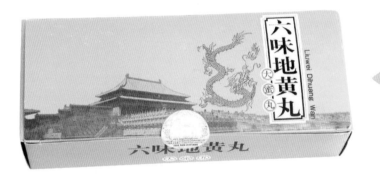

补肾阴抗衰老

❯ 适用病症

六味地黄丸主要用于由肾阴虚所引起的头晕耳鸣、腰膝酸软、骨蒸潮热、盗汗遗精、消渴（口渴、善饥、尿多、消瘦）、手足心热、舌燥咽痛、牙齿动摇、足跟作痛等病症。

❯ 用法用量

口服，服后无腹胀便溏为合适。水蜜丸每次6克；小蜜丸每次9克；大蜜丸每次1丸，每日2次；六味地黄软胶囊，每次2粒，每日2次。

小贴士

注意事项

面色偏白，体质虚弱，喜夏不喜冬的肾阳虚、脾阳虚人群不适合服用；肾阴虚但脾胃功能不好的人也不适合服用。

左归丸：补肾填精，对中老年人最好

◗ 方药组成

此方出自《景岳全书》，由熟地黄、山药、山茱萸、枸杞子、菟丝子、牛膝、鹿角胶、龟板胶组成。

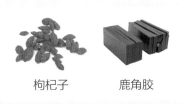

枸杞子　　　　鹿角胶

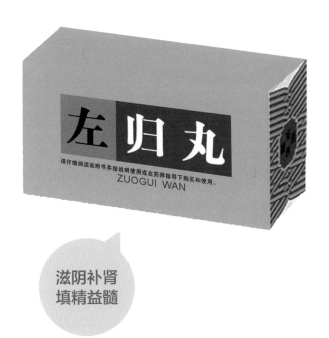

滋阴补肾
填精益髓

◗ 适用病症

用于真阴不足引起的头晕目眩、腰酸腿软、遗精滑泄、自汗盗汗、口燥咽干。该药是治疗肾阴虚的常用药。

◗ 用法用量

因该药是纯补之剂，久服常易滞脾碍胃，影响食欲，所以一般点到为止，不宜常服久服。三餐前淡盐汤送服9克。

金匮肾气丸：温补肾阳，延缓衰老更防病

❯ 方药组成

此方来源于张仲景《金匮要略》一书。由炮附子、熟地黄、山茱萸、泽泻、桂枝、牡丹皮、山药、茯苓8味药组成。

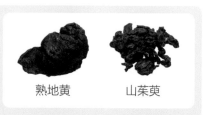

熟地黄　　　　山茱萸

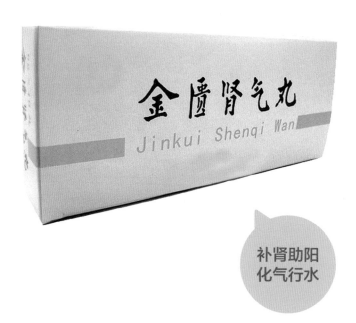

补肾助阳
化气行水

❯ 适用病症

长期以来，金匮肾气丸主要用于治疗因肾阳不足所致的咳嗽、哮喘、阳痿、早泄、慢性肾炎等。

❯ 服用禁忌

（1）有咽干、口燥、潮热、盗汗、舌红苔少等肾阴不足、虚火上炎症状者，不宜服用金匮肾气丸。

（2）感冒期间不宜服用金匮肾气丸，服用此药期间不宜食用生冷食物。

五子衍宗丸：男人补肾的"第一方"

❂ 方药组成

此方出自唐代，由菟丝子、枸杞子、覆盆子、五味子、车前子组成。

菟丝子

车前子

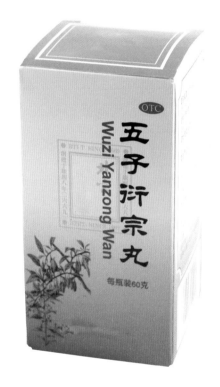

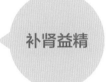
补肾益精

❂ 适用病症

适用于肾虚腰痛、尿后余沥、遗精早泄、阳痿不育。

❂ 用法用量

口服，水蜜丸每次 6 克，小蜜丸每次 9 克，大蜜丸每次 1 丸，每日 2 次。

右归丸：补肾阳，填肾精

❂ 方药组成

此方来源于《景岳全书》，由熟地黄、肉桂、附子(炮附片)、怀山药、当归、鹿角胶、菟丝子、枸杞子、杜仲(盐炒)、山茱萸组成。

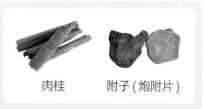

肉桂　　附子(炮附片)

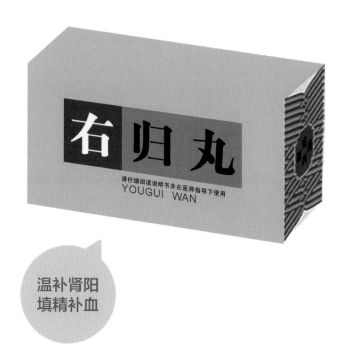

温补肾阳
填精补血

❂ 适用病症

适用于年老或久病气衰神疲、畏寒肢冷、腰膝软弱、阳痿遗精，或阳衰无子，或饮食减少，或小便自遗。本方温补肾阳之力较金匮肾气丸更强。高血压患者慎用。

❂ 用法用量

口服，水蜜丸每次6克，小蜜丸每次9克，大蜜丸每次1丸，每日2~3次。

第九章

养病必养肾：
百病渐消，
清福自来

冠心病：补肾阳鼓心阳

补肾即是养心

中医认为，心与肾之间经络相连、阴阳相生相用。心和肾是一对"难兄难弟"，肾病会使心脏疾患恶化，而心脏疾患也会以肾病发作表现出来。现代医学发现，慢性肾病患者的心血管疾病发生率和死亡率都很高，心脏病会影响慢性肾病的治疗效果，是导致透析患者死亡的首位原因。

肾影响心脑血管系统

肾功能不好至少会在 3 个方面影响心脑血管系统。

第一，参与血压调控，肾病发生后肾脏释放出促进血压升高的物质。

第二，排泄毒素和代谢产物。肾脏损伤后这些物质在体内蓄积，对心血管系统造成影响。

第三，排泄水分。如果肾病影响水分排出，可增加心脏负担。

蛋白尿提示心血管患病风险

血清肌酐和蛋白尿是肾病的两个主要指标，对这两个指标，人们存在不少误解。一般来讲，血肌酐水平越高，说明肾功能越差。但是，血肌酐并非一个敏感指标。如果患者血肌酐正常，还应该查蛋白尿进行确认。

然而，常规体检很少涉及蛋白尿，一些患者认为只要血肌酐正常，肾脏就没事。其实，除了少数特殊肾脏病类型，肾病患者的蛋白尿水平越高，将来发生心血管疾病的可能就越大，蛋白尿是早期治疗的"安全警示灯"。越早治疗，越能保护肾脏，也能更好地挽救心脏。

鉴于血清肌酐和蛋白尿各有优缺点，平时体检的顺序应该是先查尿常规，检测蛋白尿，再查肾功能，查血清肌酐。

肾脏病患者要定期查心电图

肾脏病患者要注意避免心肾同伤，可定期进行心电图、超声心动图及颈动脉超声检查。预防方面，首先应戒烟戒酒，避免精神紧张，根据病情适量饮水，并规律锻炼避免肥胖。其次，要控制好血压。

补肾通脉法改善冠心病

中医认为，心气根于肾气，心阳有赖于肾阳的温煦，心阴也赖于肾阴的滋养和充实。而肾虚势必导致心脏功能的减退。另外，肾虚易导致瘀血。阳主温煦，为推动血液循行的主要动力，这就为冠心病的补肾活血法提供了理论依据。

❯ 什么情况下适合补肾

应用补肾通脉法时，须注意辨证论治，辨证与辨病相结合。也就是冠心病患者在具备肾的精、气、阴、阳虚损证候或兼见与肾相关的其他表现时，方可采用补肾疗法，同时根据不同兼证与活血化瘀、理气通络、温阳利水等相结合，方可取得较好疗效。有下列表现之一者即为补肾适应证。

（1）精神萎靡，反应迟钝，喜坐卧不愿活动者。

（2）伴有退行性骨关节疾病者。

（3）月经停止后发病并逐渐加重者。

（4）畏寒喜温，足跗水肿，夜尿增多，小便清长，腰膝酸软或头晕耳鸣、咽干、五心烦热者。

（5）单纯活血化瘀治疗效果不好者。

多吃五黑食物，补肾活血

黑米
滋阴补肾，舒筋活血

黑豆
补肾强身，活血利尿

黑芝麻
补肝肾，润五脏，保护血管

黑枣
补肾养胃，补血

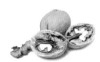
核桃
补肾固精，保护心脑血管

补肾活血好搭配

葱 ＋ 海参
补肾益精，通阳

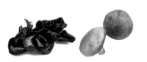
黑木耳 ＋ 香菇
活血补肾，保护心血管

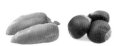
鸡肉 ＋ 板栗
益肾活血，强心

按压至阳穴可止心绞痛

虽然心绞痛是十分常见的病症，但其发作往往十分突然，有时发作时恰好身边无药，患者家属、亲友及周围人常会手足无措。如果有人能掌握按压至阳穴的方法，立即使用会获得较好的效果。

❯ 重压至阳穴缓解心绞痛

在确定至阳穴位置后，可取一个一角硬币，或其他边缘光滑的硬板，用右手食、拇指夹持，以硬币或硬板的横缘抵住至阳穴，给予重压，局部可有酸胀感。一般在按压至阳穴 1 分钟之内心绞痛即可缓解，按压 4 分钟以上，可维持作用时间达 20 分钟，与舌下含服硝酸甘油片作用相仿。

❯ 按压至阳穴预防心绞痛

按压至阳穴不仅在心绞痛发作时可立即奏效，而且可用于预防心绞痛发作。一般每日按压 3~4 次，或在从事较重体力劳动前、情绪不佳时按压至阳穴，可以防止心绞痛发作。对于抗心绞痛药耐药的患者，按压至阳穴可起到协同作用，增强抗心绞痛药物的效果。

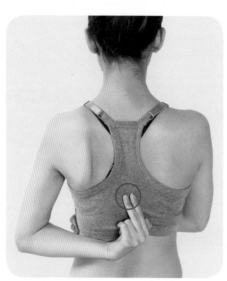

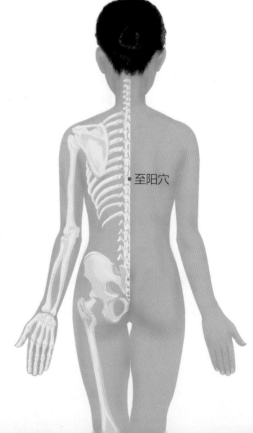

•至阳穴

至阳穴简便取穴法
位于第 7 胸椎棘突下凹陷处，即取卧位、垂臂时，两侧肩胛角下缘经脊背连线的正中点处。

心肾两虚型冠心病茶方

◗ 心肾阴虚的表现

心胸隐痛久发不愈，心悸盗汗，心烦少寐，腰酸膝软，耳鸣头晕，气短乏力。舌红苔少，脉细数。治宜滋补心肾。

◗ 心肾阳虚的表现

胸闷气短，遇寒则痛，心痛彻背，形寒肢冷，动则气喘，心悸汗出，不能平卧，腰酸乏力，面浮足肿。舌淡胖，苔白，脉沉细或脉微欲绝。治宜温补心肾。

麦冬生地茶

材料 麦冬、生地黄各30克。

泡法 水煎代茶饮服。

功效 清热养阴，补气养心。有助于改善心肌营养，提高心肌耐缺氧能力。

人参桂圆茶

材料 人参5克，桂圆肉（干）15克。

泡法 将人参、桂圆肉水煎，去渣取汁。

功效 人参大补元气，能提高心脏、血管的抗病能力；桂圆肉温补肾阳。

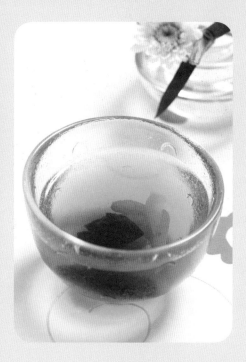

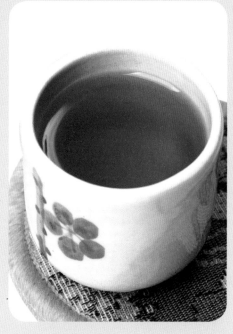

高血压：滋养肝肾为主

肾阴虚损，肝阳易上亢

肝阳上亢证是中医辨证的一个客观证型，常见于高血压等心血管疾患。据统计，高血压中肝阳上亢证比例约占87.33%，并且原发性高血压肝阳上亢证型的脑卒中发生率明显高于其他高血压证型。

❯ 高血压的发生机制

高血压的发生机制，以肝阳上亢及肝肾阴虚为主。因此，肾经在高血压的发病机制上具有一定的重要作用。当肾阴不足时，一方面会波及肝阳、心火及冲任而形成阴虚阳亢；另一方面会波及肾阳而形成阴阳两虚。肾阴不足时，灸补肾经的涌泉穴可达到滋阴潜阳或育阴助阳的目的，相应地可使血压下降。

❯ 肝火亢盛型艾灸疗法

取穴： 风池、肝俞、太冲、行间，曲池、合谷。

操作方法： 采用艾炷灸法。每次选1~3穴，每穴灸3~5壮。艾炷如麦粒大，隔日灸治1次，3次为1疗程。若起泡，谨访感染。

适用范围： 本方适用于肝火亢盛型高血压，症见头痛眩晕，急躁易怒，面红目赤，口苦咽干，便秘尿黄。舌红苔黄，脉弦数。

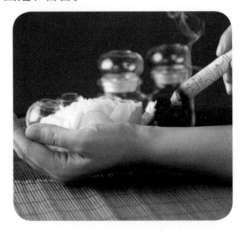

方法说明： 调理肝火亢盛的原则是清肝泻火，如此肝火既平，血压自然就可以下降。

高血压和肾病是"双胞胎"

肾脏是由微小血管组成的脏器，长期高血压作为一个大环境，可以导致肾脏这个小环境的缓慢改变。绝大多数高血压患者都可发生不同程度的肾脏改变，随着病程的延长，肾小球硬化也加重。

❥ 高血压对肾的影响

高血压早期对肾的影响并不明显，只是在饮食过咸和饮水过多时易发生水肿，血压上升。随着肾脏小血管硬化缺血逐渐累及肾小管，导致肾小管浓缩稀释功能下降，表现为夜尿增加，继而出现微量蛋白尿；继续发展，可能会引起所有的肾小球发生硬化或者退化，最终导致肾脏萎缩、纤维化，肾功能不全。

肾功能一旦受损，体内的水、钠排泄出现障碍，肾脏产生的一些促血管收缩物质，如肾素等，使血管更加收缩，血压更高。所以，高血压会导致肾脏病，而肾脏病本身也会引起高血压。

❥ 肾脏检查不可或缺

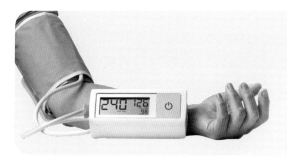

多数高血压患者只是一味吃降压药，不去及时了解肾脏的问题，也不到医院调整治疗方案，待到出现慢性肾功能衰竭时，已失去了最佳的治疗时机。所以对于高血压患者来说，肾脏检查不可或缺。

肾脏的检查一般分为形态和功能两大方面：形态检查可通过 B 超、静脉肾盂造影、CT、HRI 等进行，而功能检查一般只需验血验尿。建议高血压患者每年检查 1 次，及早掌握肾脏的健康状况。

❥ 读懂来自高血压肾病的信号

高血压肾病一般在早中期都无明显症状，但有些患者也可能出现夜尿增多、尿液较清的现象，这说明肾小管的浓缩功能已经下降。另外，早上起床若出现眼睑、腿脚水肿的症状，提示肾功能可能已有损害。而一般发展到胃口差、恶心呕吐、贫血、易疲劳甚至腰酸背痛、精神萎靡时，基本已到了中晚期。

高血压治疗，降压护肾要兼顾

无论是高血压肾病患者还是肾性高血压患者，在治疗过程中都必须定期评估肾功能的受损程度并考虑控制血压，做到降压的同时最大限度地保护肾功能。具体来说，包括以下措施。

严格限制食盐摄入

每天摄盐量不超过 5 克，最好控制在 3～5 克。因为如果盐进食多了，体内钠就多，就会产生水钠潴留，从而造成血压升高、肾功能受损加重。

控制血压

高血压肾病的病因及可逆因素就是高血压本身，因此，高血压肾病患者要特别重视有效的降压治疗并合理用药。如果患者查出尿蛋白大于 1 克 / 日，血压最好控制在 125/75 mmHg；当出现尿蛋白小于 1 克 / 日时，可控制为 130/80 mmHg。特别要指出的是，血压控制并非越低越好，因为控制得太低时血流太慢，可引起致命的心梗。所以，患者最好自备血压计，每天按时测量血压并做好记录，以便供医生参考，使医生更好地指导治疗与用药。

选择对肾脏有保护作用的降压药

既有高血压又有慢性肾病的患者在控制血压时，要分期对症选择对肾脏有相应保护作用的降压药。相比较而言，血管紧张素转化酶抑制剂对肾脏保护作用更好一些；中长效的钙拮抗剂也比较好，这两大类药物联合使用（例如依那普利与氨氯地平联用），不仅降压疗效增加，而且不增加肾小球滤过压和白蛋白排泄率，可使尿蛋白明显减少，从而起到保护肾脏的作用。

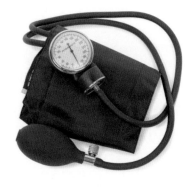

降压的参考指标

一般情况下，高血压患者的血压都应降至 140/90 mmHg 以下。

75 岁以上的高龄老人可降至 150/90 mmHg 以下。

合并糖尿病的患者血压应 <130/80 mmHg。

有慢性肾病、24 小时蛋白尿 >1 克者血压应控制在 <125/75 mmHg。

降压茶饮

高血压患者可自制一些有利于降血压的药茶，常服有益。如荷叶、决明子、枸杞子、山楂、罗布麻、玉米须等都有助于降压。

决明子荷叶茶

材料　决明子10克，荷叶3克，乌龙茶3克。

泡法

1 将决明子放入锅中，上火炒干；荷叶切成丝。

2 将决明子、荷叶丝、乌龙茶一起放入杯中，冲入沸水，盖盖子闷约10分钟后即可饮用

功效　决明子可清肝火、降血压，荷叶、乌龙茶均可降血脂，延缓血管衰老，稳定血压。

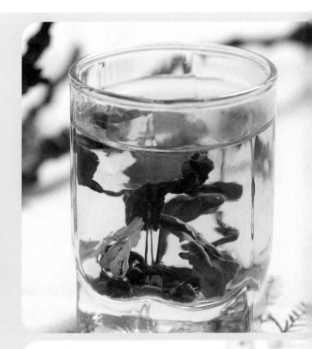

菊花山楂罗布麻茶包

材料　菊花20克，山楂30克，罗布麻叶15克。

泡法

1 将全部材料分成10份，分别装入10个茶包中。

2 每次取1袋，沸水冲泡，闷15分钟即可饮用，可反复冲泡。

功效　这款茶可有效清火，还能舒张血管，增加冠状动脉血流量，降低血清胆固醇和血压。

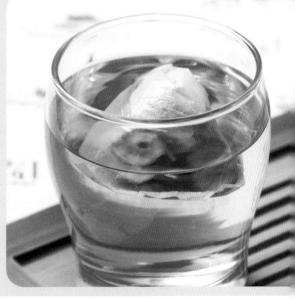

糖尿病：补肾固肾贯穿始终

早期补肾益精，防止并发症

大家知道糖尿病是内分泌代谢紊乱造成的，内分泌代谢紊乱从中医角度讲就是心、肝、脾、肺、肾五脏功能失调。五脏功能失调即是糖尿病的根源，根源找到了，我们就要从补肾入手控制糖尿病的并发症。

早期补肾选用什么药

中医认为，糖尿病的病本在肾，因此可以服用相应的补肾药物来阻止疾病的发展。肾阴虚者可服用六味地黄丸，早晚各 6 克。肾阳虚者，可服用金匮肾气丸，早晚各 6 克。对于无任何临床症状的糖耐量减低者，可选用一些药理研究证实有降血糖作用的中草药，如桑白皮、玉米须、苦瓜、黄连、葛根、知母等。

糖尿病的补肾按摩法

点揉气海穴： 该穴在肚脐下方两个手指处。用拇指点揉气海穴 1 分钟左右。

擦揉脚踝内侧： 用大拇指在内踝和根腱处进行擦揉，每侧 4 分钟左右。

擦肾俞： 肾俞的位置在两侧腰眼附近。用双手拇指自上而下，擦双侧包括肾俞在内的腰肌 2 分钟左右。

按摩涌泉穴： 该穴位于足底（去趾）前 1/3 处，足趾跖屈时呈凹陷处。按摩手法采用按压、揉擦等方法，左右手交叉进行，每次 10 分钟左右。

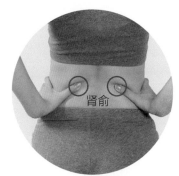

肾俞

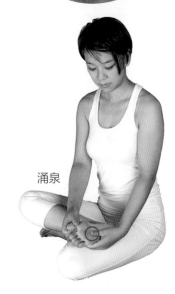

涌泉

糖尿病肾病饮食干预原则

糖尿病肾病是糖尿病最严重的微血管并发症之一，已成为糖尿病患者死亡的主要原因之一。近年来的许多研究都在寻找能延缓肾病进展的有效手段，而饮食干预是其中重要的一环。

❥ 原则一：控制盐的摄入量

食盐摄入量 <5 克 / 日，伴有肾功能不全者降至 2 克 / 日。不食腌制食品。

❥ 原则二：摄取正确数量的热量

患糖尿病肾病后，患者会被要求减少蛋白质摄入。在热量被减少的同时，患者需要吃额外含热量高而蛋白质少的食物来代替。热量不足部分用富含碳水化合物的食物来补充，如藕粉、杏仁霜、小麦淀粉等（淀粉是面粉、绿豆、红薯等抽出其蛋白质后的产物，按食品交换的方法，20 克左右的淀粉与 25 克生面粉对血糖的影响相同），这些食物几乎不含植物蛋白质，但所含热量很高，几乎和同等数量的面粉热量相同。也可以适当增加富含单不饱和脂肪酸的植物油，如橄榄油、茶籽油，不仅不会引起血糖增高，还有利于降低血脂。

❥ 原则三：摄入正确数量的蛋白质

人的身体需要正确数量的蛋白质，摄入正确数量的蛋白质对于身体健康很重要。长期低蛋白质饮食会导致营养不良，容易得各种并发症。

推荐糖尿病肾病在慢性肾脏病第 1～第 3 期的患者蛋白质摄入量为 0.75 克 /（标准千克体重·天）+ 每天尿中丢失的蛋白质量。

> 例如一位体重 50 千克的患者，24 小时尿蛋白定量为 2 克，即每天要吃 38+2=40 克蛋白质。推荐在慢性肾脏病第 4、第 5 期（未透析）的患者蛋白质摄入量为 0.6 克 /（标准千克体重·天）+ 每天尿中丢失的蛋白质量，例如一位体重 50 千克的患者，24 小时尿蛋白定量为 2 克，即每天要吃 30+2=32 克蛋白质，其中优质蛋白占 50%。除蛋白摄取量之外，蛋白质的质也非常重要，应使动物性优质蛋白（动物肉类、鱼、鸡蛋、奶、大豆类）占蛋白质总量的 30%～50%。

降血糖茶饮

　　针对糖尿病本质为燥热阴虚的病理状况，饮用茶饮已成为许多患者常用的辅助疗法。用山药、熟地黄、麦冬、葛根、枸杞子、丝瓜、乌梅、桑叶等泡茶，有助于调节血糖。

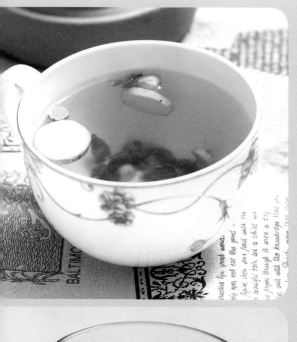

黄芪山药茶

材料　黄芪5克，山药5克，茉莉花3克。

泡法　将所有材料一起放入杯中，倒入沸水，盖盖子闷泡约5分钟后即可饮用。

功效　可防止血糖升高，缓解糖尿病患者的多种不适。

枸杞麦冬茶

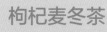

材料　枸杞子6克，麦冬3克。

泡法　将枸杞子、麦冬一起放入杯中，倒入沸水，盖盖子闷泡约10分钟后即可饮用。

功效　这款茶饮可缓解糖尿病患者烦渴多饮、多尿、体虚无力、大便干结等症状。

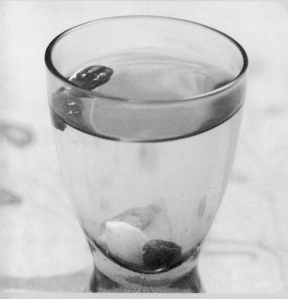

肾病综合征：
补肾养肾为根本

补肾不忘健脾

肾病综合征是肾小球疾病中的一组症候群，是以大量蛋白尿（≥3.5 g/24 h），低蛋白血症（血浆白蛋白≤3.0 g%），高脂血症及明显水肿（也称"三高一低"）为主要特征的症候群。由于风、寒、湿、热、毒等致使肺、脾、肾及三焦功能失常所致，其标在肺，其制在脾，其本在肾。

⟩ 治在健脾肾，活血化瘀

肾病综合征前期是以水肿为突出表现，为内伤、外邪诸多因素导致肺、脾、肾三脏功能失调，水液代谢失常所致。

本病后期则以持续蛋白尿为显著特点。其病机主要表现为水去阴伤，蛋白久漏不止，精微流失。阴虚则血少脉涩，血行迟滞，从而导致体内瘀血形成。例如，肾脏病理所表现的内皮细胞和系膜细胞增生，系膜基质增多，基底膜增厚，肾小球硬化和纤维化等，都符合中医"血瘀"的病理特点。因此，在肾病综合征的治疗过程中十分注重活血化瘀法的运用。

⟩ 用中药健脾益肾化瘀

治疗肾病综合征，中医多用黄芪、白术、茯苓补脾益气，山药、熟地黄固护肾气；当归、赤小豆活血利水。

对于蛋白尿经久不除，水肿久治难消以及有明显血栓或栓塞性并发症的患者，更以活血化瘀作为主法。常选用桃仁、红花、丹参、赤芍、益母草、川芎等。

小贴士

肾病综合征的饮食疗法

（1）肾功能正常者应给予优质高蛋白饮食，多食牛奶、鱼、蛋、瘦肉、鸡肉，以补充尿中长期丢失的蛋白质。蛋白质摄入量，一般控制在每千克体重1.2~1.5克。

（2）肾功能受损者蛋白质的摄入量根据肾功能予以限制。

（3）为减轻高脂血症，应少食动物油脂。

喝黄芪鲤鱼汤，升高白蛋白

鲤鱼汤调理水肿最早见于《备急千金要方》。现代医学研究发现，黄芪鲤鱼汤可以明显提高肾病综合征患者的血浆白蛋白，增加尿量，其作用不逊于静脉输注白蛋白，具有简便廉价的特点。

◗ 肾不好，喝黄芪鲤鱼汤

黄芪鲤鱼汤的做法是：鲤鱼或鲫鱼1条，生黄芪、赤小豆、莲子肉各30克，芡实20克，砂仁10克（水肿明显者可加冬瓜皮、茯苓各30克，脾虚便溏者可加白术、茯苓各30克）。中药用布包浸泡10~15分钟，1根大葱白切断，1块姜切片，不添加盐及其他调料。全部用料加适量水煮开后，小火煎煮1~2小时。将鱼汤煎至100~150毫升为宜，一剂分两次服用，喝汤吃鱼，每周1~3剂。

◗ 黄芪鲤鱼汤的功效解说

鲤鱼除湿利水，黄芪利水消肿，另配赤小豆活血利水，莲子肉健脾养阴，生姜温胃散水，白术、茯苓、冬瓜皮等都具有健脾渗湿利水等作用。诸药合用，具有益气养阴、健脾和胃、活血利水之功。

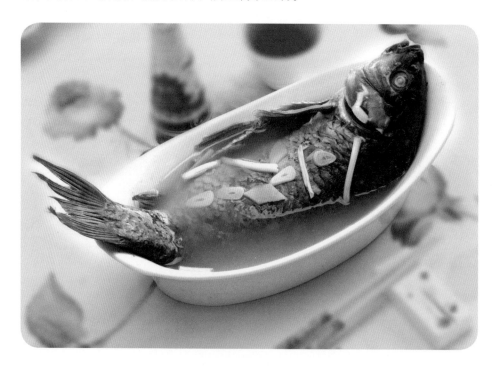

肾病综合征验方

药物组成 黄芪30~60克,益母草15~30克,白茅根30~60克,大枣10枚。
功 效 益气养阴,利水消肿。
适应证 肾病脾虚兼血瘀湿热者。
用法用量 每日1剂,水煎分早、晚服。

药物组成 黑大豆250克,怀山药、苍术、茯苓各60克。
功 效 益气养阴,利水消肿。
适应证 用于肾病恢复期。
用法用量 共研细末,水泛为丸。每服6克,每日2~3次。

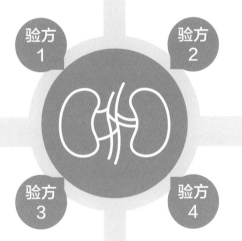

验方 1

验方 2

验方 3

验方 4

药物组成 桑白皮15.6克,大腹皮18.8克,广陈皮9克,生姜皮9克,麻黄9克,冬瓜皮25克,茯苓皮25克。
功 效 利湿消肿。
适应证 肾病综合征高度水肿,四肢悉肿、脘腹胀满。
用法用量 水煎,每日1剂,频服或分早、晚服。

药物组成 玉米须60克。
功 效 利水通淋。
适应证 肾病水肿、蛋白尿。
用法用量 洗净,煎汤代茶饮,每日1剂,3个月为1个疗程。

慢性肾炎：
多用少花钱的养肾方

慢性肾炎的饮食

慢性肾小球肾炎简称慢性肾炎，是由多种病因引起的原发于肾小球的慢性炎症性疾病。临床上以尿异常改变（蛋白尿、血尿及管型尿）、水肿、高血压及肾功能损害等为其特征。病程迁延，晚期可出现肾功能衰竭。本病可发生在不同年龄，尤以青壮年为多，男性发病率较女性为高。

慢性肾炎患者的饮食必须讲究质量，肾功能正常（Ccr ≥ 70 毫升 / 分钟）及肾功能不全者代偿期的饮食要求，即血肌酐基本正常的慢性肾炎患者的饮食，特别要注意以下 3 个方面。

❥ 蛋白质

一般不作严格的限制。尿蛋白流失量在 1 ~ 3 克 / 天，且无明显水肿及高血压的，可以进普通饮食。优质蛋白要求达到总摄食量的 35% ~ 50%，即蛋白质所含必需氨基酸含量要高。简单地说，就是以动物蛋白为主，推荐鸡蛋白（蛋清）、牛奶、鱼、禽肉、瘦肉（牛、羊、猪肉），这些食物必需氨基酸含量在 40% ~ 50%，属于优质蛋白。如尿蛋

白流失量大于 3 克 / 天，则应该适量多补充蛋白质，以此来纠正血浆蛋白降低、贫血以及营养不良性水肿。

❥ 水和食盐

慢性肾炎无水肿，血压正常的可自由喝水。兼有水肿、高血压的要限制水分摄入，每天在 1000 ~ 1500 毫升。水肿者应采取无盐及少盐饮食，摄盐量每天不超过 2 ~ 4 克。

❥ 维生素和矿物质

慢性肾炎患者宜多吃含维生素丰富的蔬菜和水果，增加 B 族维生素和维生素 C 的摄入。慢性肾炎急性发作时，应多食新鲜蔬菜和水果，如冬瓜、金针菜、鲜藕、萝卜、番茄、蜜桃、梨、橘子、西瓜等。高血钾和尿量在 1000 毫升以下时，应限制含钾多的水果和蔬菜，如榨菜、蘑菇、紫菜、香菜、绿苋菜、荸荠、香椿、鲜橘汁、香蕉等；茶、咖啡含大量钾，也不宜饮用。另外，蔬菜、肉类煮后弃去汤汁，可减少钾的摄入。

慢性肾炎食疗方

食疗方一 **猪肾汤**

主治 慢性肾炎恢复期及脾肾气虚患者。

处方 猪肾1个，党参、黄芪、芡实各20克。

服法 将猪肾剖开，去筋膜洗净，与药共煮汤食用。

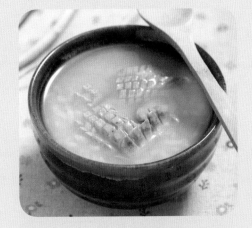

食疗方二 **鲫鱼粥**

主治 慢性肾炎、肾盂肾炎。

处方 活鲫鱼1~2条，大米50克，灯心花5~8根。

服法 将上3味加水适量，煮成稀粥食用，每日1剂。

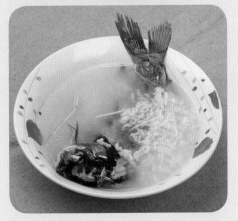

食疗方三 **鸭肉芹菜粥**

主治 此方具有滋阴补虚、利水消肿功效。

处方 糯米100克，芹菜20克，鸭肉50克，熟蛋黄1个，葱末、姜丝各5克，一起煮粥。

服法 温热食，5~7日为1疗程。

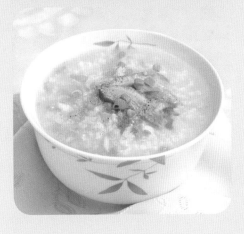

慢性肾炎宜用单方

慢性肾炎患者服用单味中药非常简便、有效，且不良反应少。

黄芪

属补气药，能增强机体免疫力，降血压，消除蛋白尿，并能增加肾小球滤过膜通透性，改善肾小球功能。

用法： 炙黄芪 30~60 克，水煎分 2 次服，每日 1 剂；或与粳米 100 克共煮成粥，早晚食用。尤宜于肾炎见蛋白尿者。

玉米须

属利水药，有较强的利尿作用，并能抑制蛋白质的排泄。

用法： 玉米须 60~120 克，水煎分 2 次服或代茶饮，每日 1 剂，可连用 6 个月。尤宜于肾炎见水肿、蛋白尿者。

益母草

属活血化瘀药，含益母草碱、水苏碱等生物碱和苯甲酸、氯化钾等成分，有兴奋子宫、降压、抑菌、活血化瘀、抑制微小血管血栓形成、防治肾功能衰竭等作用，尤长于利尿消肿。

用法： 益母草 90~120 克，加水煎煮后分 2~3 次服或代茶饮。尤宜于肾炎见高血压、水肿者。

五倍子

属收敛止涩药，可减少肾炎患者尿中蛋白流失。

用法： 五倍子若干，研细末，装入胶囊，每服 3~4 粒，每日 2 次。尤宜于肾炎见蛋白尿、血尿者。

水蛭

属于活血化瘀药。药理学证实，鲜水蛭含水蛭素、肝素、抗血栓素、蛋白质等，能阻碍血液凝固，从而明显改善肾脏的血凝状况，促进患者康复。

用法： 取鲜水蛭若干，风干后，粉碎成粉，过筛，每次服 2 克，每日 2~3 次，可连用 2~3 个月。尤宜于肾炎见血尿、蛋白尿者。

小贴士

正确选用中成药

慢性肾炎是一种慢性病，在病情稳定时可用中成药巩固疗效。临床常用的中成药有六味地黄丸、金匮肾气丸、五子衍宗丸、杞菊地黄丸、知柏地黄丸、肾炎康复片等，但要在医生指导下根据患者症状和体质因素辨证选用。

养肾防病敷脐方

方名	配方	方法	功效
蒜盐栀子饼	大蒜、栀子、盐各适量	将大蒜、栀子和盐一起捣成饼状，贴脐部	泻火、清湿热、利小便
小蓟贴法	小蓟50克	小蓟水煎，取药汁抹小腹，并以药渣贴脐部	清热、利尿、止血，适用于尿血
理中散加味	党参10克，白术7克，干姜5克，炙甘草3克，硫黄、白矾各适量	将党参10克、白术7克、干姜5克、炙甘草3克研成粉末，混匀后制成理中散粉。再取硫黄、白矾等量研粉。每次取理中散粉20克和少量硫黄粉、白矾粉填入脐中，盖一软纸片，上加药棉，外用胶布固定，3~7天换药1次	温肾健脾、利尿消肿
五白散	五倍子末10克，白芷末5克	将两味药末用醋和水各等份调成糊状，睡前敷脐，外用纱布敷盖，胶布固定，每日一换，连敷3~5日	强肾固精
蛇床子散	蛇床子、五味子各60克，冰片10克，麝香3克	将上药共研细粉，混匀，用温水将脐部洗净擦干，取药粉1克，用适量凡士林调成膏状，外敷脐中，盖以软纸与纱布，胶布固定，每天换药1次，7次为1个疗程，然后休息5天，再进行第2个疗程	温肾益气

看望肾病患者别送什么

探望生病的亲朋好友，难免需要带些东西，可是带去的东西真得适合肾病患者吗？可能很少有人考虑这个问题，但一定要重视这个问题，不然可能会对患者身体产生不良影响甚至带来危险。

别送鲜花

不要给肾病患者赠送鲜花的主要原因在于花粉，因为花粉容易引起过敏反应，会导致病情反复，例如某些过敏性或紫癜性肾炎患者就不宜接触花粉；动完手术的肾病患者如果对花粉过敏，对呼吸道黏膜会有影响，可能会因为打喷嚏或剧烈呛咳而刀口崩裂，影响恢复；接受放疗或化疗的体质虚弱的肾病患者，同样容易发生过敏、感染等问题，影响治疗和康复的效果。另外，鲜花还会与患者争夺氧气，夜晚会消耗病房中的氧气，排出二氧化碳，对患者的健康不利。

别送蛋白粉

不少人在看望肾病患者时，喜欢送些高档的保健食品，如蛋白粉，认为既然患者体内的蛋白质从尿液中流失了，就应该好好补一补蛋白质。其实，这种想法是错误的。

蛋白粉多以大豆为原料，属于植物蛋白质。不管动物蛋白质还是植物蛋白质，都必须在人体内分解才能被吸收。在分解的过程中，动物蛋白质利用率高，产生的代谢废物少，而植物蛋白质在分解过程中产生的代谢废物多，代谢废物需要通过肾脏来排泄，这反而加重了肾病患者的肾脏负担。

别送鸡汤

鸡汤中含有较多的游离氨基酸，而患有肾功能不全的人肾功能较差，对大量蛋白质的分解产物不能及时进行处理，易导致氮质血症，而高氮质血症又会加重肾功能不全患者的病情。所以，鸡汤虽然是补养身体的佳品，却不适合肾功能不全患者食用。

温馨提示

肾病患者住院期间行动受限，时间也比较难熬，探视礼品可以更多考虑精神方面，送几本患者爱看的书、杂志或几张 CD，可以帮助其打发时间。而一条鼓励的微信、一张慰问的贺卡也能使患者感受到精神上的安慰和鼓舞，都是非常好的慰问方式。